公共卫生基本实践技能实习指导

崔梦晶　曾嘉莹　许余玲　**主编**

东南大学出版社
SOUTHEAST UNIVERSITY PRESS
·南京·

图书在版编目(CIP)数据

公共卫生基本实践技能实习指导 / 崔梦晶,曾嘉莹,许余玲主编. — 南京：东南大学出版社,2023.5
　ISBN 978-7-5766-0531-0

　Ⅰ.①公… Ⅱ.①崔… ②曾… ③许… Ⅲ.①公共卫生学-实习 Ⅳ.①R1

中国版本图书馆 CIP 数据核字(2022)第 247413 号

责任编辑：郭　吉　　　　　　责任校对：子雪莲
封面设计：王　玥　　　　　　责任印制：周荣虎

公共卫生基本实践技能实习指导

主　　编	崔梦晶　曾嘉莹　许余玲
出版发行	东南大学出版社
社　　址	南京市四牌楼2号(邮编：210096　电话：025-83793330)
经　　销	全国各地新华书店
印　　刷	苏州市古得堡数码印刷有限公司
开　　本	787 mm×1092 mm　1/16
印　　张	6
字　　数	150 千字
版　　次	2023 年 5 月第 1 版
印　　次	2023 年 5 月第 1 次印刷
书　　号	ISBN 978-7-5766-0531-0
定　　价	39.00 元

本社图书若有印装质量问题,请直接与营销部调换。电话(传真)：025-83791830

《公共卫生基本实践技能实习指导》编委会

主　编　崔梦晶　曾嘉莹　许余玲
副主编　尹立红　金　辉
编　者（按照姓氏拼音排序）
　　　　　崔梦晶　杜　伟　金　辉　孔　璐
　　　　　李云晖　廖　望　孙蓉丽　许余玲
　　　　　尹立红　王适之　王晓英　王少康
　　　　　杨　瑾　杨立刚　夏　惠　许　茜
　　　　　曾嘉莹　张　红

前 言

2020年新冠肺炎疫情的全球大流行，引起了政府和社会对公共卫生与预防医学的关注。为了适应新时期社会的需求，提高公共卫生与预防医学专业学生的实践能力，加强实践性教学环节，在全面掌握公共卫生基本理论知识的前提下，努力培养学生的公共卫生基本实践技能，特编写了这本《公共卫生基本实践技能实习指导》。

公共卫生实践技能涉及系列内容，如个体防护、样本采样、现场检测、卫生处理及常用应急处理等，但其内在的公共卫生应急核心胜任力的培养是技能培训的核心，也是公共卫生应急人才培养的核心。本书以公共卫生应急核心胜任力为导向，参考《公共卫生执业医师资格考试大纲（技能实践）》相关内容，筛选常用的、重点的实践技能操作作为本书的框架。根据实践教学经验，总结归纳公共卫生基本操作技能的要点和常见错误，细化基本操作的具体步骤和得分要点，并给出常见的错误操作，因此具有很强的实用性和可操作性。有助于培养学生在处置公共卫生突发事件时的个人防护能力、现场标本采集和检测能力、现场卫生处理能力，为其从事公共卫生现场工作和科学研究奠定良好的基础。

本书的各位编者通力合作，为本书的顺利出版付出了辛勤的劳动。谨此对各位编者和支持、帮助本书编写的同仁致以诚挚的感谢！

本书的编写思路和理论知识大量借鉴、引用广大同仁的研究成果，由于书籍篇幅限制，未专项列出。同时东南大学出版社的编辑们给予了大力的支持，在此一并表示衷心的感谢！

本书的编者长期从事公共卫生理论与实践教学工作，有较高的理论水平和丰富的实践教学经验，在编写过程中力求全面、正确，但难免存在疏漏和不足之处，恳请读者批评指正。

崔梦晶　曾嘉莹　许余玲
2022年8月于南京

目 录

第一章 个体防护

    一、基本概念 ··· 01

    二、个体防护装备的使用目的 ·· 01

    三、个体防护装备的基本选择原则 ··· 01

    四、个体防护装备的种类 ·· 01

    五、个人防护水平 ··· 03

    六、生物安全实验室个人防护 ·· 06

    七、个体防护装备穿戴及脱卸要点 ··· 07

    八、个体防护注意事项 ·· 10

第二章 标本采集

    第一节 环境样品采集 ··· 11

        一、水样品采集 ··· 11

        二、空气样品采集 ·· 15

        三、公共用品涂抹 ·· 18

    第二节 食品样品采集 ··· 20

        一、散装固体食品的样品采集 ·· 20

        二、散装液体食品的样品采集 ·· 23

    第三节 医院消毒效果监测 ··· 25

        一、物体表面消毒效果监测 ··· 25

        二、使用中消毒液的效果监测 ·· 25

        三、医疗用品消毒效果监测 ··· 26

        四、空气消毒效果监测 ·· 27

        五、医务人员手消毒效果监测 ·· 29

        六、注意事项 ·· 30

        七、常见错误操作 ·· 30

第三章 现场检测

第一节 气象条件检测 31
一、作业场所测定的原则和步骤 31
二、公共场所测定的布点要求 32
三、气温、气湿的测定 33
四、风速的测定 36
五、辐射热计 38
六、气压的测定 39

第二节 噪声测定 41
一、用途 41
二、部分技术指标 41
三、测点要求 41
四、工作原理 41
五、操作步骤 42

第三节 照度测定 43
一、用途 43
二、部分技术指标 43
三、测点要求 43
四、工作原理 43
五、操作步骤 43

第四节 紫外辐照强度测定 45
一、用途 45
二、工作原理 45
三、部分技术指标 45
四、操作步骤 46

第五节 高温测定 47
一、用途 47
二、测点要求 47
三、工作原理 47
四、部分技术指标 48
五、操作步骤 48

第六节 生产环境空气中总粉尘浓度的测定 50
一、用途 50
二、测点要求 50
三、工作原理 51
四、部分技术指标 51
五、操作步骤 51

目 录

第四章 卫生处理

第一节 消毒剂的配制 ········ 53
一、实验目的 ········ 53
二、实验原理 ········ 53
三、实验仪器和材料 ········ 53
四、实验步骤 ········ 54
五、注意事项 ········ 54
六、常见错误 ········ 54

第二节 浸泡消毒法 ········ 55
一、医疗器械的浸泡消毒 ········ 55
二、餐具、玩具的浸泡消毒 ········ 56

第三节 消毒喷雾器的使用 ········ 58
一、超低容量喷雾器的使用 ········ 58
二、背负式手动压缩式喷雾器的使用 ········ 59
三、背负式机动喷雾喷粉机的使用 ········ 61

第五章 成人心肺复苏、血压测量和体温测量

第一节 成人心肺复苏 ········ 65
一、实验目的 ········ 65
二、实验原理 ········ 65
三、实验仪器和材料 ········ 65
四、实验步骤 ········ 66
五、注意事项 ········ 68
六、常见错误 ········ 68

第二节 面罩的使用 ········ 69
一、实验目的 ········ 69
二、实验原理 ········ 69
三、实验仪器和材料 ········ 70
四、实验步骤 ········ 70
五、注意事项 ········ 71
六、常见错误 ········ 71

第三节 自动除颤仪的使用 ········ 72
一、实验目的 ········ 72
二、实验原理 ········ 72
三、实验仪器和材料 ········ 72
四、实验步骤 ········ 72
五、注意事项 ········ 73
六、常见错误 ········ 73

第四节　水银柱血压计的使用 ·· 74
　一、实验目的 ·· 74
　二、实验原理 ·· 74
　三、实验仪器和材料 ·· 74
　四、实验步骤 ·· 74
　五、注意事项 ·· 76
　六、常见错误 ·· 76

第五节　电子血压计的使用 ·· 77
　一、实验目的 ·· 77
　二、实验原理 ·· 77
　三、实验仪器和材料 ·· 77
　四、实验步骤 ·· 77
　五、注意事项 ·· 78
　六、常见错误 ·· 78

第六节　水银体温计的使用 ·· 79
　一、实验目的 ·· 79
　二、实验原理 ·· 79
　三、实验仪器和材料 ·· 79
　四、实验步骤 ·· 79
　五、注意事项 ·· 80
　六、常见错误 ·· 80

第六章　常见伤害的应急处理

第一节　烫伤的急救处理 ·· 81
　一、材料 ·· 81
　二、具体步骤 ·· 81
　三、注意事项 ·· 81

第二节　"狂犬病暴露"后的正确处理 ·································· 82
　一、具体步骤 ·· 82
　二、注意事项 ·· 82

第三节　触电人员的紧急处理 ·· 83
　一、具体处理步骤 ·· 83
　二、注意事项 ·· 83

第四节　头部止血包扎的正确处理 ······································ 84
　一、材料 ·· 84
　二、操作手法 ·· 84
　三、注意事项 ·· 84

参考文献 ·· 85

第一章 个体防护

【目的】

1. 掌握个体防护级别选择、个人防护水平和个体防护正确的穿脱步骤。
2. 熟悉个体防护的基本概念和种类。

一、基本概念

个体防护装备(Personal Protective Equipment,PPE)

(1)专业的员工所穿的衣服或设备等用以"防止感染性的材料"。(OSHA,美国职业安全与健康管理局)

(2)指任何供个人为防备一种或多种损害健康和安全的危险而穿着或持用的装置或器具。(欧盟 89/686/EEC 指令)

(3)防止人员个体受到生物性、化学性或物理性等危险因子伤害的器材和用品。[《实验室生物安全通用要求》(GB 19489—2008),《病原微生物实验室生物安全通用准则》(WS 233—2017)]

(4)用于保护相关人员避免接触感染性因子的各种屏障用品。[《感染预防技术要求 第1部分:个人防护用品使用规范》(DB31/T 689.1—2020)]

二、个体防护装备的使用目的

通过适当地使用 PPE,提高在有害环境中的个人安全。

三、个体防护装备的基本选择原则

1. 根据暴露的类型分类:化学/物理/生物,飞溅/喷雾、接触、气溶胶等。
2. 根据风险评估不同级别生物安全水平和工作性质选择隔离措施的类型。
3. 调查处置或实验活动中的适当性、耐用性。
4. 人体适应性。

四、个体防护装备的种类

个体防护装备种类按照防护部位分为头面部及呼吸防护用品、躯体防护用品、手部防护用品和足部防护用品。具体防护用品、适用场合及相关标准详见表1-1。

表 1-1 常见个体防护装备的种类、适用场合和相关标准

防护部位	防护用品	适用场合	相关标准
头面部及呼吸	帽子	适用于使用者进入污染区和洁净环境前以及进行无菌操作等	—
	医用外科口罩	适用于使用者远距离(超过1 m)接触飞沫传播的传染病患者、对密切接触者观察、手术部(室)工作或护理免疫功能低下患者,以及进行有血液、体液、分泌物(不包括汗液)、呕吐物、排泄物等喷溅的操作或侵入性操作、无菌操作	YY 0469
	医用防护口罩	适用于使用者接触经空气传播传染病患者、近距离(不超过1 m)接触飞沫传播的传染病患者或进行产生气溶胶的操作	GB 19083
	防护型呼吸面罩	1. 半面防护型呼吸面罩适用于使用者接触经空气传播传染病患者、近距离(不超过1 m)接触飞沫传播的传染病患者或进行产生气溶胶的操作。 2. 全面防护型呼吸面罩适用于使用者接触传染病疑似病例、临床诊断或实验室诊断病例的大量血液、体液、分泌物(不包括汗液)、呕吐物、排泄物等,或调查处置经空气传播具有极高风险等级传染病	GB 2626
	动力送风呼吸装置	适用于使用者接触、调查处置经空气传播具有极高风险等级传染病疑似病例、临床诊断或实验室诊断病例的大量血液、体液、分泌物(不包括汗液)、呕吐物、排泄物等,产生气溶胶的操作等	GB 30864
	护目镜	适用于使用者接触可能发生患者血液、体液、分泌物(不包括汗液)、呕吐物、排泄物等喷溅或产生气溶胶的操作	GB 14866
	防护面罩(屏)	适用于使用者接触可能发生患者血液、体液、分泌物(不包括汗液)、呕吐物、排泄物等喷溅或产生气溶胶的操作	GB 14866
躯体	隔离衣	适用于: (1) 使用者接触经接触传播的感染性疾病患者(见传染病患者、多重耐药菌感染患者)或其周围环境等时; (2) 对患者实行保护性隔离时(见大面积烧伤、骨髓移植等患者的诊疗、护理等); (3) 可能轻微受到患者血液、体液、分泌物(不包括汗液)、呕吐物、排泄物污染时	—
	医用防护服	适用于使用者接触甲类及乙类按照甲类管理的传染病患者、传播途径不明的新发传染病患者	GB 19082
	手术衣	适用于使用者接触传染病疑似病例、临床诊断或实验室诊断病例大量血液、体液、分泌物(不包括汗液)、呕吐物、排泄物等	YY/T 0506.2
	防水围裙	适用于使用者可能受到患者的血液、体液、分泌物(不包括汗液)、呕吐物、排泄物及其他污染物质污染、进行复用医疗器械的清理	—
手部	无菌手套	适用于使用者接触无菌组织或器械及破损的黏膜或皮肤	
	消毒手套	适用于使用者接触完整的黏膜或微小的破损皮肤	
	卫生手套	适用于使用者接触完整皮肤、环境和用品	
足部	防护鞋(靴)	适用于使用者从潜在污染区进入污染区或从缓冲间进入负压隔离病室,对传染病患者进行诊疗、调查、消毒处置和传染病病原体检测等	
	一次性防护鞋套		—

五、个人防护水平

(一) 一般防护

1. 适用对象

口岸卫生检疫人员,对疫区人员进行健康监测的人员,对密切接触者进行流行病学调查和医学观察的人员,样本运输工作人员。

2. 防护用品配备

工作服、医用外科口罩。

3. 穿戴顺序

步骤1:手卫生;

步骤2:戴医用外科口罩(图1-1);

步骤3:穿工作服。

4. 脱摘顺序

步骤1:手卫生;

步骤2:摘医用外科口罩;

步骤3:脱工作服;

步骤4:手卫生。

(二) 一级(基本)防护

1. 适用对象

对留观病例进行观察、流行病学调查的人员。

2. 防护用品配备

一次性工作帽、医用外科口罩、工作服、一次性隔离衣、一次性医用手套(乳胶或丁腈)。

3. 穿戴顺序

步骤1:手卫生;

步骤2:戴医用外科口罩;

步骤3:戴一次性工作帽;

步骤4:穿工作服;

步骤5:穿一次性隔离衣;

步骤6:戴一次性医用手套(乳胶或丁腈)。

4. 脱摘顺序

步骤1:消毒一次性医用手套;

步骤2:脱一次性医用手套;

步骤3:脱一次性隔离衣;

步骤4:手卫生;

步骤5:脱工作服;

步骤6:摘一次性工作帽;

步骤7:手卫生;

步骤8:摘医用外科口罩;

步骤9:手卫生。

(三) 二级(加强)防护

1. 适用对象

进入疫区开展流行病学调查处置的疾控机构工作人员,以及对病例进行采样和实验室检测的检验人员。

2. 防护用品配备

外科手术衣、耐洗的工作鞋(塑料或橡胶)、一次性医用手套、一次性丁腈长手套、一次性防水靴套、一次性工作帽、一次性防渗漏连体服、医用防护口罩(N95及以上)、一次性防护面屏。

3. 穿戴顺序

步骤1:去除个人衣服和饰品,在洁净区换上外科手术衣和耐洗的工作鞋(塑料或橡胶);

步骤2:进入个人防护装备穿戴区,手卫生;

步骤3:戴一次性工作帽(覆盖头发和耳部);

步骤4:戴医用防护口罩(N95及以上)(图1-2);

步骤5:戴一次性医用手套(乳胶或丁腈);

步骤6:穿一次性防渗漏连体防护服(必要时加穿防水围裙);

步骤7:穿一次性防水靴套,必要时穿防水靴(脱去工作鞋,穿防水靴后,将连体防护服裤管罩在防水靴外);

步骤8:戴一次性防护面屏;

步骤9:戴一次性丁腈长手套。

4. 脱摘顺序

步骤1:消毒一次性丁腈长手套;

步骤2:离开污染区,进入铺有一次性防水垫的脱卸区;

步骤3:脱一次性丁腈长手套;

步骤4:消毒一次性医用手套;

步骤5:脱一次性防护面屏;

步骤6:脱一次性防渗漏连体防护服(先脱防水围裙)和一次性防水靴套(或防水靴);

步骤7:消毒一次性医用手套;

步骤8:消毒耐洗的工作鞋(坐在干净的地方,用消毒湿巾擦拭鞋的所有外表面);

步骤9:消毒一次性医用手套;

步骤10:脱一次性医用手套;

步骤11:手消毒;

步骤12:戴一次性医用手套;

步骤13:摘一次性工作帽;

步骤14:小心卷起一次性防水垫放入垃圾袋;

步骤15:消毒一次性医用手套;

步骤16:脱一次性医用手套;

步骤17:手卫生;

步骤18:穿着外科手术衣和工作鞋,离开防护装备脱卸区。

(四) 三级(严密)防护

1. 适用对象

进行有创操作(如气管切开、气管插管、吸痰等操作)的医护人员,标本采集人员,搬运患

第一章 个体防护

者的医护人员,进行尸体处理、搬运、解剖的人员,进行大量血液、体液、排泄物、分泌物或污染物操作的医务人员和清洁消毒人员,生物安全三级实验室检测工作人员。

2. 防护用品配备

一次性工作帽(覆盖耳部)、一次性医用手套(乳胶或丁腈)、一次性丁腈长手套、外科手术衣、耐洗的工作鞋(塑料或橡胶)、一次性防水靴套/防水靴、一次性防渗漏连体防护服、一次性防水围裙、动力送风过滤式呼吸器(PAPR)或全面型呼吸防护器。

3. 穿戴顺序

步骤1:去除个人衣服和饰品,在洁净区换上外科手术衣和耐洗的工作鞋(塑料或橡胶);

步骤2:进入个人防护装备穿戴区,手卫生;

步骤3:戴一次性工作帽(覆盖头发和耳部);

步骤4:戴一次性医用手套;

步骤5:穿一次性防渗漏连体防护服;

步骤6:穿一次性防水靴套,或穿防水靴(脱去工作鞋,穿防水靴后,将连体防护服裤管罩在防水靴外);

步骤7:佩戴动力送风过滤式呼吸器(PAPR)或全面型呼吸防护器;

步骤8:穿一次性防水围裙;

步骤9:戴一次性丁腈长手套。

4. 脱摘顺序

步骤1:消毒一次性丁腈长手套;

步骤2:离开污染区,进入铺有一次性防水垫的脱卸区;

步骤3:脱一次性防水围裙;

步骤4:消毒一次性丁腈长手套;

步骤5:脱一次性丁腈长手套;

步骤6:消毒一次性医用手套;

步骤7:脱动力送风过滤式呼吸器(PAPR)或全面型呼吸防护器;

步骤8:消毒一次性医用手套;

步骤9:脱一次性防渗漏连体防护服和一次性防水靴套(如果有);

步骤10:脱防水靴(如果有);

步骤11:消毒一次性医用手套;

步骤12:消毒耐洗的工作鞋(坐在干净的地方,用消毒湿巾擦拭鞋的所有外表面);

步骤13:消毒一次性医用手套;

步骤14:脱一次性医用手套;

步骤15:手消毒;

步骤16:戴一次性医用手套;

步骤17:摘一次性工作帽;

步骤18:小心卷起一次性防水垫,放入垃圾袋;

步骤19:消毒一次性医用手套;

步骤20:脱一次性医用手套;

步骤21:手卫生;

步骤22:穿着外科手术衣和工作鞋,离开防护装备脱卸区。

六、生物安全实验室个人防护

根据实验室对病原微生物的生物安全防护水平,并依照实验室生物安全国家标准的规定[《实验室 生物安全通用要求》(GB 19489—2008),《病原微生物实验室生物安全通用准则》(WS 233—2017)],将实验室分为四级,即一级(Biosafety Level 1,BSL-1)、二级(BSL-2)、三级(BSL-3)、四级(BSL-4)。

1. BSL-1实验室

适用于操作在通常情况下不会引起人类或者动物疾病的微生物。

个人防护水平:

(1) 在实验时应穿工作服。

(2) 手部有皮肤破损或皮疹时应戴手套。

(3) 必要时戴防护眼镜。

2. BSL-2实验室

适用于操作能够引起人类或者动物疾病,但一般情况下对人、动物或者环境不构成严重危害,传播风险有限,实验室感染后很少引起严重疾病,并且具备有效治疗和预防措施的微生物。

个人防护水平:

(1) 符合BSL-1的要求。

(2) 穿工作服或隔离衣,离开实验室时,应脱下工作服,留在实验室内,工作服应先消毒后洗涤。

(3) 当有可能接触感染材料、污染表面或设备时应戴手套,不得戴手套离开实验室。

(4) 一次性手套不得清洗和再次使用。

3. BSL-3实验室

适用于操作能够引起人类或者动物严重疾病,比较容易直接或者间接在人与人、动物与人、动物与动物间传播的微生物。

个人防护水平:

(1) 符合BSL-2的要求。

(2) 在进行感染性组织培养、可能产生感染性气溶胶操作时,应使用个体防护设备。

(3) 当不能安全有效地将气溶胶限定在一定范围内时,应使用呼吸保护装置。

(4) 工作人员在进入实验室前,应在更衣室穿着防护服。不得穿工作服离开实验室。重复使用的工作服必须先消毒后清洗。

(5) 所有BSL-3实验室的物品应按照规定去污染(消毒灭菌)后方可离开实验室。

(6) 应有严格的防护用品穿脱程序指南。

4. BSL-4实验室

适用于操作能够引起人类或者动物非常严重疾病的微生物,以及我国尚未发现或者已经宣布消灭的微生物。

个人防护水平:

(1) 符合BSL-3的要求。

(2) 在安全柜型实验室中,所有感染性材料操作应在Ⅲ级生物安全柜中进行。在正压服型实验室中,工作人员应穿着配有生命支持系统的正压防护服。

(3) 工作人员进入 BSL-4 实验室时应更换全套实验室服装。

七、个体防护装备穿戴及脱卸要点

以呼吸道二级个体防护为例：

（一）穿戴前准备

穿戴前应先摘去戒指、耳环、项链、手镯、手表等饰品。

（二）穿戴

1. 手卫生

使用免洗手消毒液,按"内、外、夹、弓、大、立、腕"进行七步洗手法操作(图1-3、图1-4)。

在洗手前,应摘下手上的饰物,再彻底清洁。用流动水打湿双手,手背按压取适量洗手液,完成以下七个洗手步骤：

(1) 内:洗手掌,掌心相对,手指并拢相互揉搓。

(2) 外:洗背侧指缝,手心对手背沿指缝相互揉搓,双手交换进行。

(3) 夹:洗掌侧指缝,掌心相对,双手交叉沿指缝相互揉搓。

(4) 弓:洗指背,弯曲各手指关节,半握拳,把指背放在另一手掌心旋转揉搓,双手交换进行。

(5) 大:洗大拇指,一手握另一手大拇指旋转揉搓,双手交换进行。

(6) 立:洗指尖,弯曲各手指关节,把五指指尖合拢在另一手掌心旋转揉搓,双手交换进行。

(7) 腕:洗手腕、手臂,揉搓手腕、手臂,双手交换进行。

用流动水洗净双手,用一次性纸巾擦干双手。用洗手液揉搓过程不能少于 15 s,整个洗手过程一般在 1 min 左右。

2. 戴帽子

(1) 整理刘海和碎发,长发者需将长发盘成发髻,刘海向上梳理。

(2) 帽子护住头发和前额,头发不应外露。

3. 戴口罩(图1-1,图1-2)

(1) 选择正确防护口罩并检查口罩完好性。

(2) 鼻夹侧应朝上、朝外,应罩住鼻、口及下巴并贴紧。

(3) 戴医用外科口罩时,下方系带系于颈后,上方系带系于耳上方头顶后部;戴医用防护口罩时,先束下方束带于耳下方颈部,再束上方束带于耳上方头顶。

(4) 按压鼻夹:用双手指尖向内按压鼻夹并向两侧移动,根据其鼻梁形状塑造鼻夹。

(5) 气密性检查:两手按压口罩前部,不应移动口罩位置。

①正压气密性试验:大口呼气,出现正压表明无漏气;如漏气,调整口罩位置或收紧束带。

②负压气密性试验:深吸气,如不漏气,口罩将紧贴面部;如漏气,无负压产生。

4. 穿防护服

(1) 正确选择防护服,检查防护服大小、完整性。

(2) 手持衣领,将防护服拉链拉至底部。

(3) 左右手握住左右袖口,先穿下身,后穿上身,再戴上帽子,最后拉上并锁住拉链。

(4) 确保衣裤未外露于防护服;活动身体(弯腰、下蹲、左右转动和双手举手),检查防护服是否合身并且不妨碍活动。

5. 戴护目镜

(1) 检查护目镜是否破损,调节带是否合适。

(2) 一只手拿护目镜罩住双眼,另一只手拉调节束带至后脑。护目镜戴正,不偏斜,紧贴面部,护住前额,不露皮肤。

6. 穿鞋套或防水靴

(1) 检查鞋套或防水靴有无破损。

(2) 穿上鞋套,鞋套尽量覆盖全脚面,注意大小,避免过大;若穿防水靴,靴子穿好后,应将防护服裤腿拉到长靴外面。

7. 戴手套

(1) 正确选择手套的类型和大小。

(2) 戴手套前进行气密性、完整性检查。

(3) 戴内层手套:戴上手套后将手套反折一部分,将防护服袖口稍拉向手掌部,将反折部分紧套于防护服袖口。

(4) 戴外层手套:外层手套需要覆盖防护服袖口。

8. 检查

穿戴完毕,双人相互检查、整理。

(三) 脱卸

1. 手消毒:手掌对搓消毒,不要甩手。

2. 脱外层手套:一手的拇指和食指提起另一只手手套的腕部外缘,翻转手套腕部将大拇指处套住;套住的大拇指再去翻转另一只手的手套,由内向外翻转至手掌部位;双手相互配合,将手套继续翻转脱去(保证两只手套均为内表面在外、外表面在内的状态),丢入医用垃圾袋内。

3. 摘护目镜:身体微微前倾,低头,轻轻提拉松紧带摘下护目镜(手不碰及护目镜表面)。

4. 脱防护服:将防护服拉链拉到底,双手抓住颈后部位向上提起,脱下防护服帽子;双手不触及内层衣物,向下拉扯露出双肩;抽出双手,从上至下,边脱边由内向外翻卷,直至防护衣全部脱下;将防护衣轻轻卷成小团,丢入医用垃圾袋内。

5. 鞋套或防护靴:拉住鞋套后部外上缘,翻转脱去鞋套,丢入医用垃圾袋内。防水靴可与防护服同时脱掉。

6. 手消毒:手掌对搓消毒,不要甩手。

7. 摘防护口罩:下头带从脑后拉过头顶,用手勾住下头带;另一手向上提拉上头带,摘除口罩,丢入医用垃圾袋内(全程手不得触及口罩前面;不能用手抓口罩;避免口罩摘除时有大的抖动)。

8. 摘帽子:轻摘下帽子,反面朝外,丢入医用垃圾袋内。

9. 脱内层手套:一手的拇指和食指提起另一只手手套的腕部外缘,翻转手套腕部将大拇指处套住;套住的大拇指再去翻转另一只手的手套,由内向外翻转至手掌部位;双手相互配合,将手套继续翻转脱去,保证两只手套均为内里在外、外面在内的状态,丢入医用垃圾袋内。

10. 手卫生:按七步洗手法进行手卫生(图1-3、图1-4)。

第一章 个体防护

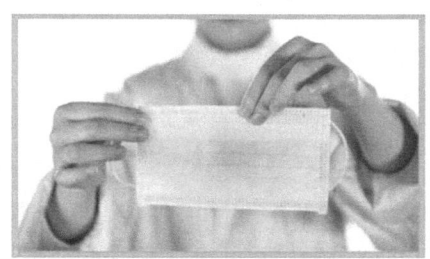

①将口罩折面完全展开。

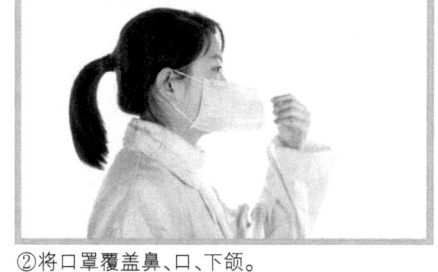

②将口罩覆盖鼻、口、下颌。

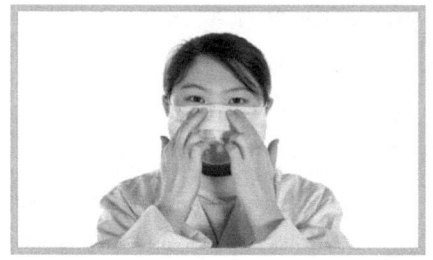

③双手指尖沿着鼻梁金属条,由中间至两边,慢慢向内按压,直至紧贴鼻梁。

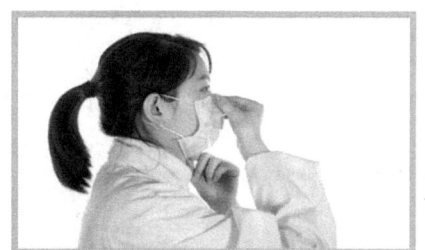

④适当调整口罩,使口罩周边充分贴合面部。

图 1-1　正确佩戴一次性医用口罩和外科口罩

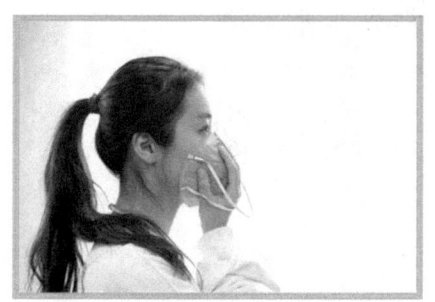

①一手托住防护口罩,有鼻夹的一面背向外。将防护口罩罩住鼻、口及下巴,鼻夹部位向上紧贴面部。

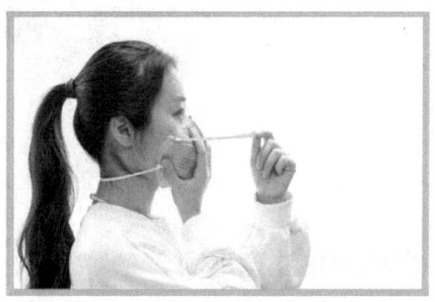

②另一只手将下方系带拉过头顶,放在颈后双耳下。

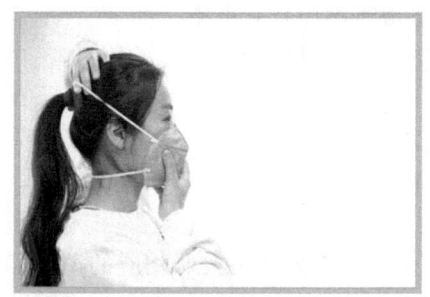

③再将上方系带拉至头顶中部。

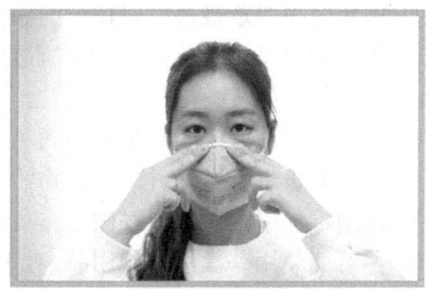

④双手指尖放在金属鼻夹上,从中间位置开始,用手指向内按鼻夹,并分别向两侧移动和按压,根据鼻梁的形状塑鼻夹。

⑤气密性检查。双手捂住口罩,快速呼气(正压检查方法)或吸气(负压检查方法),应感觉口罩略微有鼓起或塌陷。若感觉有气体从鼻梁处泄漏,应重新调整鼻夹;若感觉气体从口罩两侧泄漏,进一步调整头带位置。

图 1-2　正确佩戴医用防护口罩

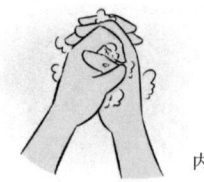
①掌心相对,手指并拢,相互揉搓。内

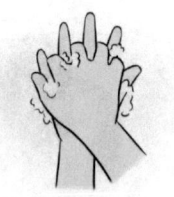
②手心对手背沿指缝相互揉搓,双手交换进行。外

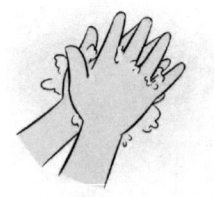
③掌心相对,双手交叉沿指缝相互揉搓。夹

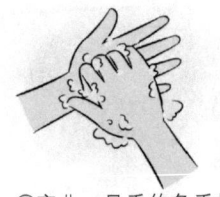
④弯曲一只手的各手指关节,半握拳,把指背放在另一只手的掌心旋转揉搓,双手交换进行。弓

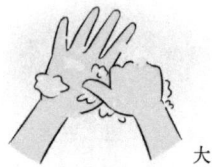
⑤一只手握另一只手的大拇指,旋转揉搓,双手交换进行。大

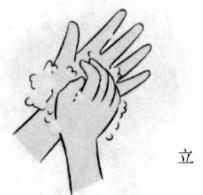
⑥弯曲一只手的各手指关节,把指尖合拢在另一只手的掌心旋转揉搓,双手交换进行。立

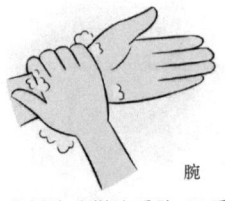
⑦螺旋式搓洗手腕,双手交替进行。腕

图 1-3 七步洗手法

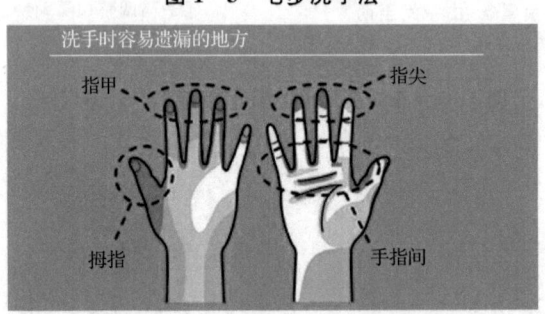

图 1-4 洗手时容易遗漏的地方

八、个体防护注意事项

1. 从上到下穿戴;确保口罩先戴后摘;穿脱不颠倒,行走不反向。
2. 穿脱过程需两人相互监督和检查。
3. 戴医用防护口罩应进行面部密合性试验。
4. 医用防护口罩最多可以持续应用 4 h,遇污染或潮湿应及时更换。
5. 脱防护服忌抖动,动作轻柔,应避免潜在的感染性材料接触工作人员的眼睛、口腔黏膜和工作服等。
6. 医务人员接触多个同类传染病患者时,隔离衣可连续应用。
7. 隔离衣被患者血液、体液、污物污染时,应及时更换。
8. 未消毒的手绝对不可触碰外露皮肤。
9. 尽可能使用一次性防护用品,对于复用防护用品一定要严格按照相应的消毒隔离技术规范进行清洁消毒后方可使用。

思考题

某小区发现新冠肺炎阳性病例,现疾控中心派你进入疫区开展流行病学调查以及对病例进行采样,你该如何进行个体防护?

(崔梦晶)

第二章 标本采集

【目的】

掌握环境样品(水、空气、公共用品)的采集、运输与保存方法。

熟悉不同散装固体食品、散装液体食品的分类及采样原则。熟练掌握采集散装固体、液体食品样品进行微生物指标检验的具体采样方法及采样注意事项。

掌握医院空气、医护人员手、物体表面、医疗用品、消毒剂等样品采集与保存方法。

第一节 环境样品采集

正确采集样品是保证数据分析准确的基础,如果采样不规范,样品分析时便无法进行质量控制,结果可能因采样不规范导致整个检测数据的偏差。本节叙述的环境样品采集,涉及的是环境卫生工作中常见的几类样品,包括水样品采集、空气样品采集、公共用品涂抹。

一、水样品采集

水样品采集的主要目的是测定其有关化学、生物、物理和放射性参数。采集样品时,应根据不同检测参数性质的稳定性采取必要措施,预防样品在采集和分析的间隔时间内发生变化。水样品采集包括采样计划、采样前准备、水样采集和样品的运输与保存。下面以实例介绍水样品采集的具体操作。

(一) 生活饮用水采样

饮用水卫生调查中采集水样的主要类型包括水源水(地面水、地下水)、出厂水、末梢水、二次供水及分散式供水。水样采集的重要原则是样品应具有代表性,能反映所调查水体或供水管网的水质状况。下面列举几个具有代表性的常用采样操作,各种水样检测物质的采集与保存方法详见《生活饮用水标准检验方法 水样的采集与保存》(GB/T 5750.2—2006)。

1. 采样前准备

采样前应根据检测目的和任务制订采样计划,选择合适的容器、试剂及相关物品。

个人防护:工作服、帽子、口罩、手套。

选择采样容器、保存剂、采样消毒器具及样品运输设备:采样容器选择无菌瓶或无菌袋,根据样品选择合适的保存剂,采样消毒器具选择酒精灯,样品运输设备选择冷藏箱。

2. 常用的采样工具

测定重金属、放射性元素和无机物的水样一般使用有机材质的容器,如聚乙烯瓶、乙烯桶(图2-1);测定微生物指标需使用灭菌玻璃瓶(图2-2);测定有机物指标应使用棕色玻璃容器(图2-3)。

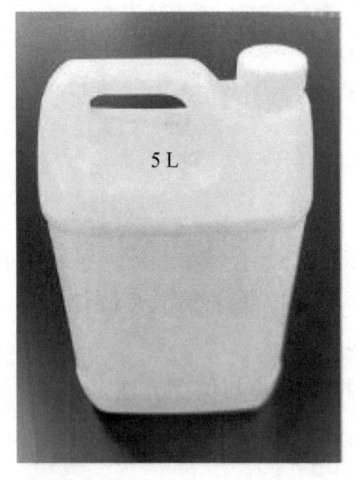
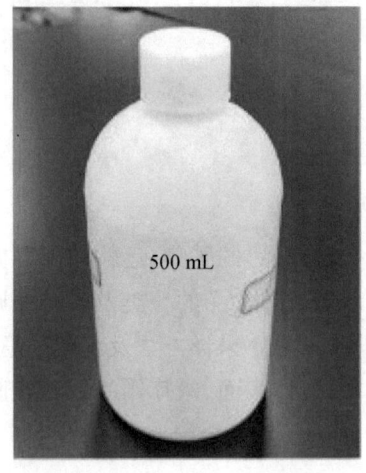
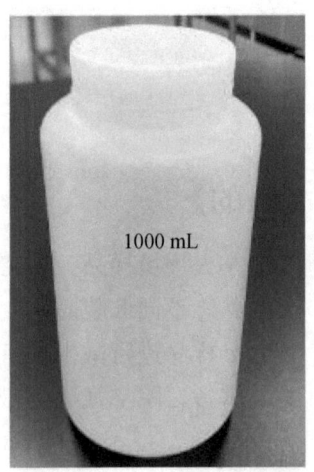

图 2-1　聚乙烯瓶(桶)

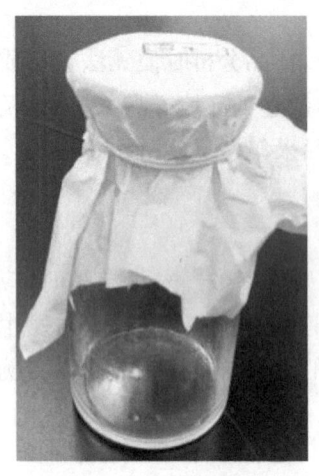
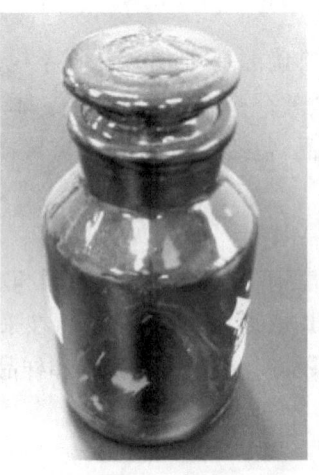
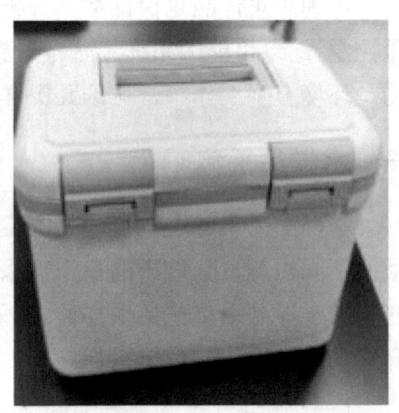

图 2-2　灭菌玻璃瓶　　　图 2-3　棕色玻璃瓶　　　图 2-4　样品运输箱

3. 检测微生物现场采样步骤

(1) 做好个人防护,在水龙头旁点燃酒精灯,消毒水龙头,营造无菌环境。

(2) 放水 5~10 min,采样前不用水样洗涤采样容器。

(3) 无菌瓶中加入约 0.4 mg 硫代硫酸钠去除余氯。

(4) 无菌采样约 500 mL,盖紧瓶盖。

(5) 贴标签:无菌瓶或无菌袋上贴标签,填写样品编号、名称、采样地点、采样时间、采样人。

(6) 冷藏运输:放入冷藏箱(图2-4)保存运输(需检查冷藏箱温度),尽快送实验室检测,一般不超过 4 h。

第二章 标本采集

(7) 填写采样单(图2-5):内容包括样品名称、样品编号(与采样容器标签编号一致)、采样数量、检测项目、保存方法、采样时间、采样地点、采样人等。

XX市卫生监督所 **技术表单**	文件编号:
	第1页　共2页
	第1版　第0次修订
标题:学校卫生现场检测采样单	实施日期:

XX市卫生监督所
学校卫生现场检测采样单(黑板)

NO.

_____

被检测单位:_____　　地址:_____
联系人:_____　电话:_____　邮编:_____
教室名称:_____　　样品序号:_____
采样日期:_____年___月___日
采样点分布示意图

```
┌─────────────────────────────────────────┐
│                                         │
│                                         │
│                                         │
│                                         │
│                                         │
└─────────────────────────────────────────┘
```

备注:"*"代表采样点
_____

检测单位:XX市卫生监督所
被检测人签名:_____　　_____年___月___日
检测人:_____　复核人:_____　　_____年___月___日

图2-5 采样单示例

(二) 采集末梢水样检测水中微生物和耗氧量

采样准备同上。

操作步骤:

(1) 穿戴防护用品(工作服、口罩、帽子、手套)。

(2) 先采集水样检测微生物,再采集水样检测耗氧量。

(3) 正确选择采样瓶(添加保存剂的无菌玻璃瓶):微生物检测——每125 mL水样加入0.1 mg硫代硫酸钠除去残留余氯;耗氧量检测——每升水样加0.8 mL浓硫酸,冷藏。

(4) 水龙头附近点燃酒精灯。

(5) 使用酒精灯或者酒精棉球进行手消毒。

(6) 使用酒精灯或者酒精棉球进行水龙头消毒。

(7) 放水一段时间(5 min 左右)。

(8) 在酒精灯边上打开瓶盖。

(9) 用手握住瓶子下半部分接水,接水量为一半或者 3/4(过程中不要污染瓶盖和瓶口)。

(10) 在酒精灯边上盖上瓶盖。

(11) 贴上标签,写上采样日期、保存剂名称、样品名称,放入保存箱。

(12) 填写采样单(采样数量、检测项目、保存方法、采样时间、采样地点、采样人6个要素)。

(三) 采集末梢水样检测水中重金属汞含量

采样准备同上,检测重金属对个人防护没有严格要求。

1. 操作步骤

(1) 选择聚乙烯瓶或桶,保存剂为硝酸(含重铬酸钾)。

(2) 打开水龙头,放水数分钟。

(3) 用待测水样刷洗采样瓶、盖3次。

(4) 采集适量水样,关闭水龙头。

(5) 加入适量保存剂硝酸(含重铬酸钾),盖紧瓶盖。

(6) 采样瓶编号。

(7) 填写采样记录单:采样时间、采样地点、单位名称、样品名称、采样人、样品编号。

水样采集后应尽快测定。水温、游离余氯、浊度、pH、色度等指标需在现场测定;亚硝酸盐氮、六价铬、苯并[a]芘要尽快测定;卤代烃类、微生物在4 h内测定;BOD_5、挥发性有机物在12 h内测定;Br^-、I^-在14 h内测定;氨氮、硝酸盐氮、COD、氰化物、挥发酚类、农药类、除草剂类等在24 h内测定;其余指标最好在7天内测定。

2. 注意事项

(1) 测定微生物采样前后使用酒精灯对瓶口或袋口进行消毒。

(2) 现场空白采样:将同批次无菌瓶或无菌袋带到现场,不采样,与样品相同条件下处理、保存、运输直至送交实验室分析。

(3) 分析理化指标,采样前先用水样荡洗采样器、容器和塞子2~3次(油类除外)。

(4) 采样时不可搅动水底的沉积物。

(5) 采集测定油类的水样时,应在水面至水面下30 cm采集柱状水样,全部用于测定。不能用采集的水样冲洗采样瓶(桶)。

(6) 测定溶解氧、生化需氧量和有机污染物的水样,采集时应注满容器,上部不留空间,并注意水封。

(7) 测定油类、BOD_5、硫化物、微生物学、放射性物质等项目要单独采样。

(8) 完成现场测定的水样,不能带回实验室供其他指标测定使用。

3. 常见错误操作

(1) 检测末梢水微生物现场采样:选择错误的容器;忘记消毒水龙头;采样前未消毒瓶盖和瓶口;荡洗无菌瓶;忘记在瓶中加入硫代硫酸钠;操作慌乱中污染瓶盖和瓶口;未填写采样记录单或者漏写其中几项。

(2) 检测末梢水重金属采样:未荡洗采样瓶;未加入保存剂或加入错误的保存剂;编号及记录单有问题。

二、空气样品采集

近年来,为减少空气污染对人群健康带来的危害,国家先后制定和修订了一系列涉及空气质量标准的限量值和检测方法。根据我国 2012 年颁布的《环境空气质量标准》(GB 3095—2012)、2010 年颁布的《民用建筑工程室内环境污染控制规范》(GB 50325—2010)和 2002 年颁布的《室内空气质量标准》(GB/T 18883—2002)中的空气污染物指标,空气污染物按属性可分为物理性、化学性和生物性三类。

(一) 空气污染物常见的指标

化学性指标:甲醛、二氧化氮、氨、二氧化硫、一氧化碳、二氧化碳、臭氧、苯、甲苯、二甲苯、苯并[a]芘、总挥发性有机化合物、可吸入颗粒物;生物性指标:菌落总数;放射性指标:空气中放射性氡;物理性指标:室内微小气候温度、相对湿度、空气流速、新风量。

(二) 空气污染物的采集方法

1. 化学性指标的采集方法有以下几种:

(1) 直接取样法:将空气中样品原样收集起来,一般使用合适的采气袋和二连球(图 2-6),适用气体如一氧化碳和二氧化碳。还有真空瓶,广泛适用于挥发性有机物的采样。

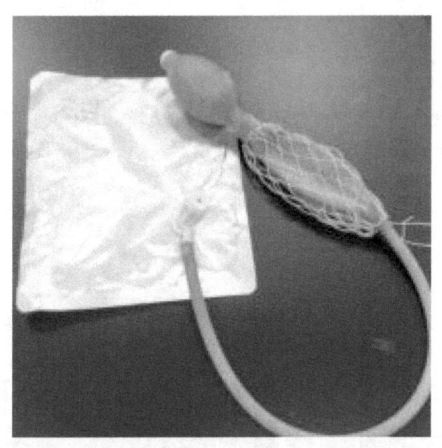

图 2-6 采气袋与二连球

(2) 液体吸收法:用一个内装吸收液的吸收管,与大气采样器(图 2-7)连接,构成一个采样系统。该方法适用于氮氧化物、甲醛、氨和臭氧等气体。

(3) 固体吸附法:将合适的吸附剂填充在管子内,与大气采样仪连接,目前采集空气中的苯系物常用活性炭采样管(图 2-8),挥发性有机化合物(TVOC)常用 Tenax 采样管(图 2-9)。

(4) 颗粒物采样方法:目前常用的方法是滤料法,关注度最高的是 PM_{10} 和 $PM_{2.5}$(图 2-10),详细参照环境保护部 2011 年颁布的《环境空气 PM_{10} 和 $PM_{2.5}$ 的测定 重量法》中的检测方法。它的原理是分别通过具有一定切割特性的采样器,以恒流抽取定量体积的空气,使空气中的 PM_{10} 和 $PM_{2.5}$ 被截留在已知质量的滤膜上,根据采样前后滤膜的重量差和采样体积,计算出 PM_{10} 和 $PM_{2.5}$ 的浓度。

2. 生物性指标菌落总数一般用营养琼脂平皿采样。

3. 物理性指标常用现场检测法,见现场检测仪器的操作。

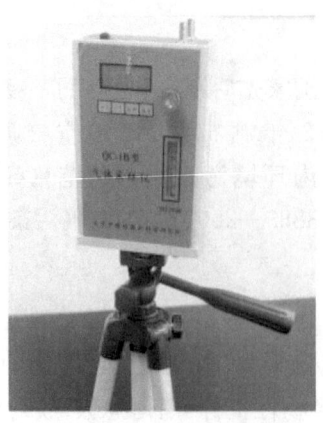
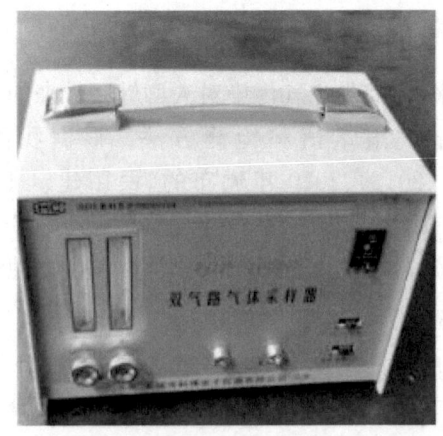

图 2-7 大气采样器(单气路与双气路)

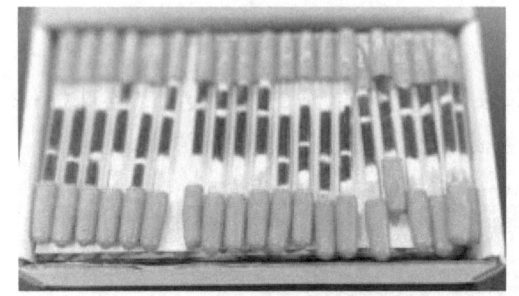

图 2-8 活性炭采样管

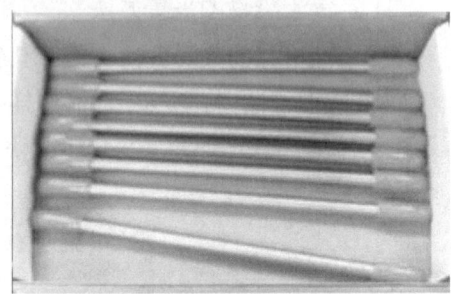

图 2-9 Tenax 采样管

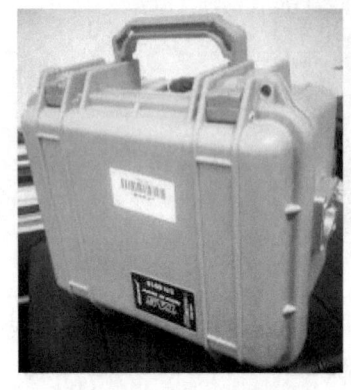
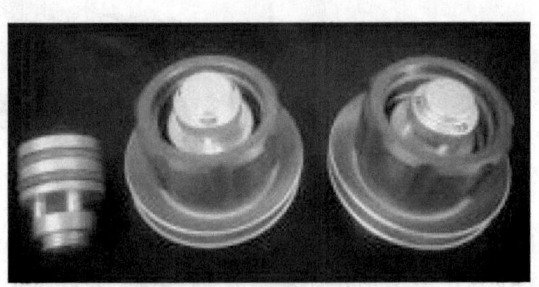

图 2-10 空气采样器及 $PM_{10}/PM_{2.5}$ 切割头

(三) 大气采样器的使用

下面以采集氮氧化物为例,介绍大气采样器的使用。

1. 仪器准备

选择流量 0.1~1 L/min 的大气采样器、温湿度计、空盒气压表;选择 NO_x 吸收液(棕色、多孔玻板)、氧化管、缓冲管;查看仪器标签、电源是否正常;使用皂膜流量计对设备进行校准;穿戴防护服、安全帽、口罩。

2. 现场采样

(1) 布点:室内面积不足 50 m^2 的设置 1 个测点,50~200 m^2 的设置 2 个测点,200 m^2 以

上的设置3~5个测点。室内1个测点的设置在中央,2个采样点的设置在室内对称点上,3个测点的设置在室内对角线四等分的3个等分点上,5个测点的按梅花布点,其他的按均匀布点原则布置。根据GBZ 159确定采样点。

(2) 安装采样器:在采样点,将2台大气采样器分别固定在三脚架上,平行靠近放置,高度1~1.5 m,距离墙壁不小于0.5 m。两只各装有5.0 mL吸收液的多孔玻板吸收管连接至采样器上(连接顺序:仪器进气口、缓冲管、吸收管的出气口、吸收管的进气口、氧化管),一只进气口接氧化管,另一只不接,进气口尽量靠近,但要保证气路畅通(图2-11)。

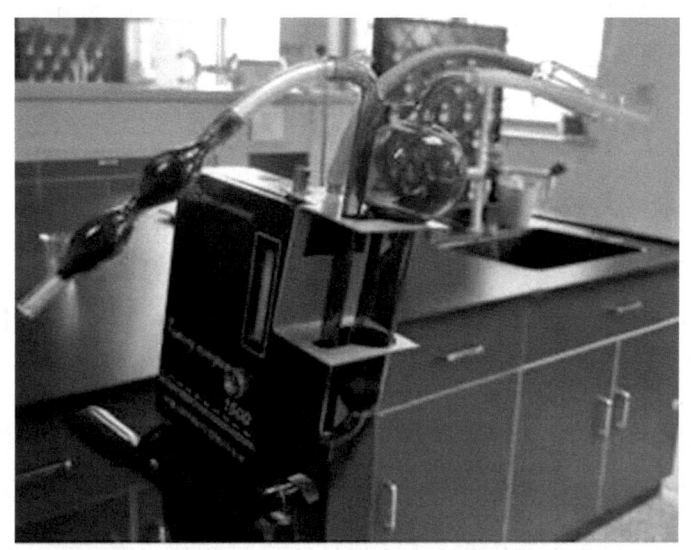

图 2-11 气体采样连接系统

(3) 采样:打开仪器,调整采样时间;开启运行,调节流量0.5 L/min采集空气样品,直到吸收液呈现淡红色为止。另选择2只吸收管,带至现场,打开后立即封闭作为空白样。采样结束后,密封吸收管,对样品编号。

(4) 填写采样记录单:填写用人单位、采样时间、采样地点、温湿度、气压、样品编号、设备编号、型号、采样流量、检测项目、采样人、陪同人、引用标准等。

3. 后处理

将样品放置于样品箱,避光保存运输;脱去个人防护;关闭仪器,填写仪器使用单(使用人、时间、检测项目等);整理仪器,收起三脚架。

4. 注意事项

(1) 测点应避开通风口、通风道等。

(2) 连接采样系统后,应仔细检查采样系统的气密性,一旦发现气密性不严,停止采样。

(3) 采集样品后,应尽快密封并迅速移出采样点,并在运输过程中放置在较安全的地方,避免吸收液溢洒或采样管破碎。如送回实验室当天不能分析,应存放在冷藏室,并在24 h内分析。

5. 常见错误操作

常见错误操作有吸收管选择错误,气路连接问题,编号及记录单的问题。

三、公共用品涂抹

为加强对公共场所的卫生监督,防止疾病传播,保障人民群体的健康,国家质量监督检验检疫总局及国家标准化管理委员会于2013年12月31日颁布了《公共场所卫生检验方法 第6部分:卫生监测技术规范》(GB/T 18204.6—2013),对公共场所分类进行了调整。《公共场所卫生检验方法 第4部分:公共用品用具微生物》(GB/T 18204.4—2013)中对公共用品用具进行了分类调整,分为杯具、棉织品、洁具、鞋类、购物车(筐)、美容美发美甲用品和其他用品7类,并对用品中的细菌总数、大肠菌群、金黄色葡萄球菌、溶血性链球菌、真菌总数的采样方法进行了明确规定。

一般情况下,公共用品采集方法为涂抹法。

(一) 采集部位与采样面积

1. 杯具

在茶具内外缘与口唇接触处,即$1\sim 5$ cm高处一圈采样,采样总面积为50 cm^2。

2. 毛巾、浴巾、枕巾

在毛巾、枕巾、浴巾对折后两面的中央5 cm$\times 5$ cm(25 cm^2)面积范围内分别均匀涂抹5次,每25 cm^{2}采样面积为1份样品,每件用品共采集2份样品。

3. 床单、被单

在床单、被单与颈部、脚部接触部位5 cm$\times 5$ cm(25 cm^2)面积范围内分别均匀涂抹5次,每25 cm^{2}采样面积为1份样品,每件用品共采集2份样品。

4. 睡衣、睡裤

睡衣、睡裤随机选择2个部位5 cm$\times 5$ cm(25 cm^2)面积范围内分别均匀涂抹5次,每25 cm^{2}采样面积为1份样品,每件用品共采集2份样品。

5. 鞋类

在每只鞋内与脚趾接触处5 cm$\times 5$ cm(25 cm^2)面积范围内分别均匀涂抹5次,每25 cm^{2}采样面积为1份样品,每件用品共采集2份样品。

6. 其他用品

在用品与人体接触处选择2个5 cm$\times 5$ cm(25 cm^2)面积范围内分别采样,每25 cm^{2}采样面积为1份样品,每件用品共采集2份样品。

涂抹法使用的主要物品有内装10 mL生理盐水的灭菌试管(图2-12)、灭菌长棉拭子(图2-13)、灭菌镊子、酒精灯、75%酒精棉球、灭菌剪刀和5 cm$\times 5$ cm规格板(图2-14)。

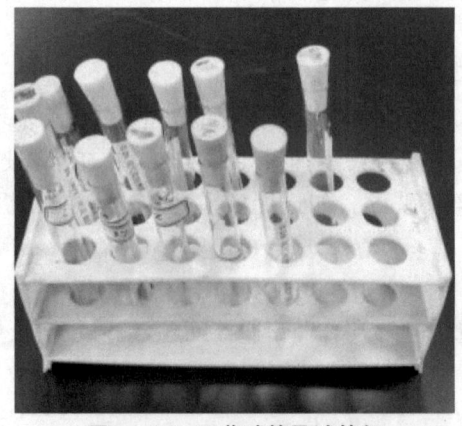

图2-12 灭菌试管及试管架

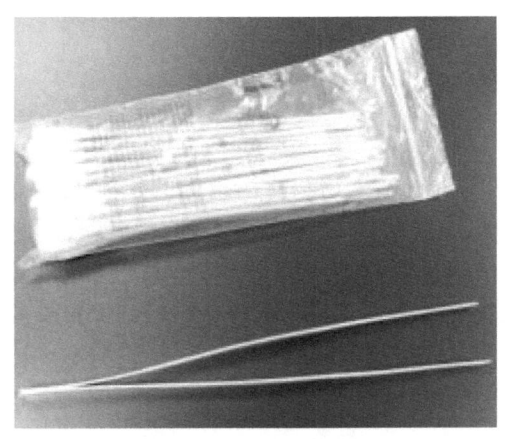
图 2-13 长棉签拭子

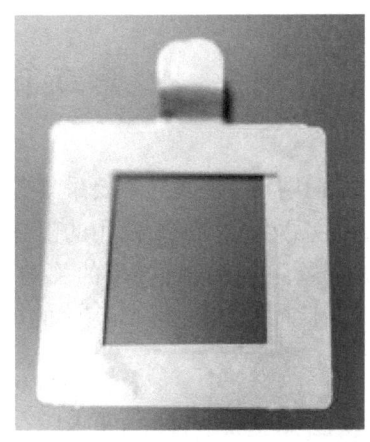
图 2-14 5 cm×5 cm 规格板

(二) 操作步骤

下面以采集床单微生物为例,具体介绍操作步骤。

(1) 穿工作服,戴口罩和帽子。

(2) 点燃酒精灯营造无菌环境,用酒精棉球消毒手和工作台面。

(3) 在酒精灯附近打开试管盖,烧灼试管口。

(4) 用无菌棉拭子在生理盐水内浸湿后,在床单的颈部、脚部用规格板均匀涂抹 5 次,采 2 份样品。

(5) 将棉拭子放回试管内,剪去手接触部分。

(6) 烧灼试管口,盖上无菌塞。

(7) 试管编号放置好,填写采样记录单,4 h 内送检。

(三) 注意事项

1. 消毒后的手不得再拿取其他未经消毒物品。

2. 采样后的棉拭子放入灭菌试管时,不能碰触试管外壁,以免造成污染。

3. 使用后的长棉拭子、一次性乳胶手套等应作医疗垃圾处理。

(四) 常见错误操作

常见错误操作有:未消毒双手;塞子拿在手上不丢,污染;操作离开酒精灯无菌范围;去除棉拭子手接触部分操作错误,污染;采样记录单项目不全。

(许余玲)

第二节 食品样品采集

在食品卫生工作中,经常要采集各种样品进行微生物和化学指标的检测,以发现食品、食品原料、食品生产加工中使用的工具、容器、包装材料、餐具等存在的食品安全问题。食品采样是食品检测结果准确与否的关键。本节内容只介绍按照食品安全国家标准《食品微生物检验 总则》(GB 4789.1—2010)的规定,采集散装食品样品进行微生物指标检验的具体采样方法。

一、散装固体食品的样品采集

1. 实验原理

根据检验目的、食品特点、批量、检验方法、微生物的危害程度等确定采样方法。为确保所采集样品具有代表性,应遵循随机原则进行采样。采样过程遵循无菌操作程序。

2. 实验材料

一次性医用口罩、一次性帽子、一次性无菌手套、记录笔、标签纸、记录纸、无菌塑料袋、镊子、酒精灯、打火机或火柴、酒精棉球、剪刀、样品运输箱、散装固体食品(可用硬卡片代替)。

3. 实验步骤

(1) 散装食品的采样必须在无菌操作下进行。采样前操作人员应先穿戴好工作服、工作帽和口罩。

(2) 选择合适大小的无菌塑料袋。

(3) 选择合适的采样工具和消毒器具。

(4) 点燃酒精灯,并将酒精灯移至采样点,用75%酒精棉球消毒采样区域。

(5) 用75%酒精棉球消毒手或佩戴一次性无菌手套。

(6) 在酒精灯附近用酒精棉球消毒无菌塑料袋口。

(7) 在酒精灯附近打开无菌塑料袋:拉开无菌采样袋上方虚线封口,为了避免污染采样袋内部,应双手食指和拇指放置于采样袋两侧前后搓动,捏住采样袋两侧向外拉,如有拉条应将位于开口两侧的拉条向外拉,以开启采样袋口(图2-15)。

(8) 固体样品可用酒精灯烧灼过的镊子夹取并放入灭菌容器或灭菌袋中。采用分层采样法,即分上、中、下三层或等距离分层,在每层中心及四角分别采取等量小样混合。

(9) 在酒精灯附近封口无菌采样袋,将采样袋封口折叠3~4次,如有铁丝,应将两侧的铁丝末端折叠在采样袋上,以保持密封,熄灭酒精灯。采样袋贴上标签,填写相应内容(编号、样品名称、数量、采样地点、采样人、采样日期等)(图2-16)。

第二章 标本采集

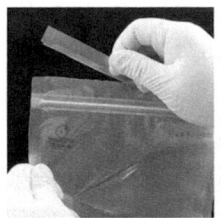 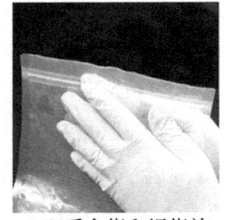
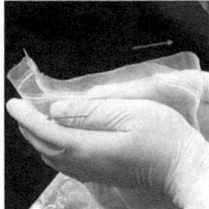 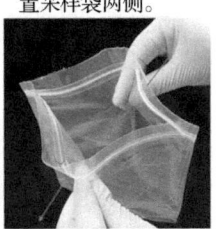

1. 沿易撕口处撕开。　2. 双手食指和拇指放置采样袋两侧。
3. 用力前后搓动。　　4. 捏住无拉条采样袋两侧打开袋子。

（a）无拉条采样袋

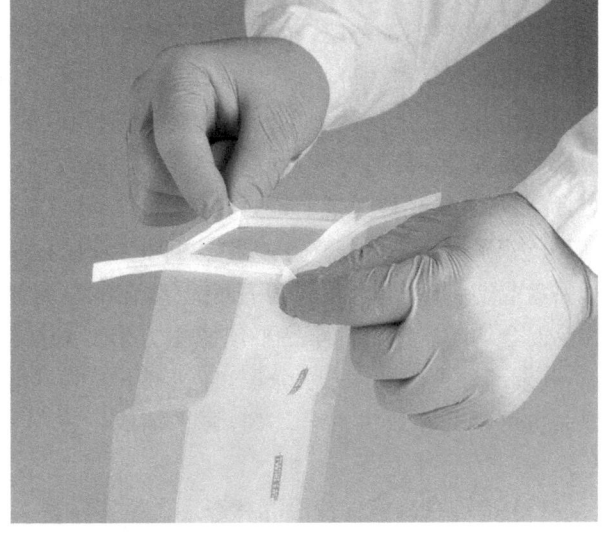

（b）有拉条采样袋

图 2-15　无菌采样袋打开步骤

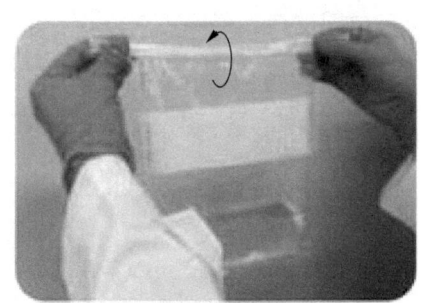 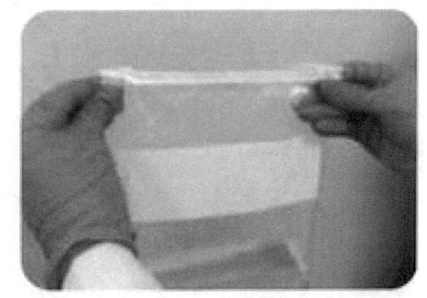

（a）将采样袋封口折叠 3～4 次　　（b）将两侧的铁丝末端折叠在采样袋上

图 2-16　封口无菌采样袋

（10）填写采样记录单：样品编号、样品名称、采样地点、生产日期、采样时间、采样人、来源、批号、数量、保存条件等。

（11）采样后，应将样品和采样单放入运输箱，在接近原有贮存温度条件下尽快送往实验室检验。运输时应保持样品完整。若不能及时检验，应采取必要的措施防止样品中原有微生物的数量变化，保持样品的原有状态。

4. 注意事项

（1）采集进行微生物检验的样品时，无菌采样是操作的关键环节。无菌采样的注意事项包括：采样时使用的各种取样用具要灭菌后才能使用，通常可用酒精灯火焰灼烧灭菌；要使用无菌采样袋盛放样品，确保无菌袋密封，防止样品外溢；不要触摸或接触无菌袋的里面，以防污染；妥善保管已经消毒灭菌的采样用品。

（2）大量的散装固体食品，如粮食、油料种子、豆类、花生等，可采用几何法、分区分层法采样。几何法即把一堆物品视为一种几何立体（如立方体、圆锥体、圆柱体等），取样时首先把整堆物品设定或想象为若干体积相等的部分，从这些部分中各取体积相等的样品混合为初级样品。对在粮堆、库房、船舱、车厢里堆积的食品进行采样,可采用分层采样法,即分上、中、下三层或等距离分层,在每层中心及四角分别采取等量小样,混合为初级样品。对大面积平铺散装食品可先分区,每区面积不超过 50 m²,并各设中心、四角 5 个点,两区以上者相邻两区的分界线上的两个点为共有点,例如两区共设 8 个点,三区共设 11 个点,依此类推。边缘上的点设在距边缘 50 cm 处。各点采样数量一致,混合为初级样品。对正在传送的散装食品,可从食品传送带上定时、定量采取小样;对数量较多的颗粒或粉末状固体食品,需用"四分法"采样。采用"四分法"采样,即把拟取的样品(或初级样品)堆放在干净的平面瓷盘、塑料盘或塑料薄膜上,然后从下面铲起,在中心上方倒下,再换一个方向进行,反复操作直至样品混合均匀。然后将样品平铺成正方形,用分样板画两条对角线,去掉其中两对角的样品,剩余部分再按上述方法分取,直到剩下的两对角样品数量接近采样要求为止。袋装初级样品也可事先在袋内混合均匀,再平铺成正方形分样。至少采样 250 g,一式三份(图 2-17)。

(3) 冷冻食品应保持冷冻状态运送至实验室。

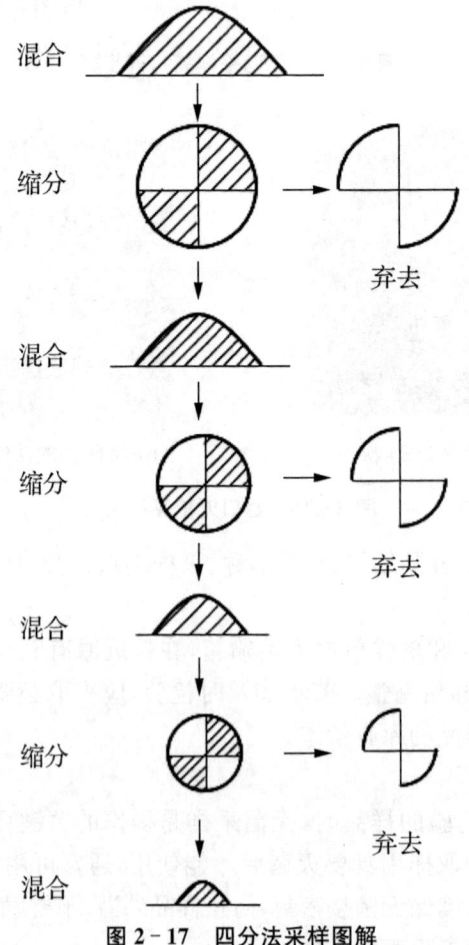

图 2-17 四分法采样图解

5. 常见错误

(1) 酒精灯远离采样点或没用 75% 酒精棉球消毒采样区域。

(2) 在远离酒精灯处打开无菌采样袋,或打开无菌采样袋时手接触到袋口。

(3) 直接用没烧灼的镊子夹取样品。
(4) 只采集表层样品。
(5) 采样袋封口后没折叠。

二、散装液体食品的样品采集

1. **实验原理**

根据检验目的、食品特点、批量、检验方法、微生物的危害程度等确定采样方法。为确保所采集样品具有代表性,应遵循随机原则进行采样。采样过程遵循无菌操作程序。

2. **实验材料**

一次性医用口罩、一次性帽子、一次性无菌手套、记录笔、标签纸、记录纸、500 mL灭菌广口瓶(图2-18)、酒精灯、打火机或火柴、酒精棉球、剪刀、灭菌吸管、灭菌玻璃棒、样品运输箱、液体食品(可用水代替)。

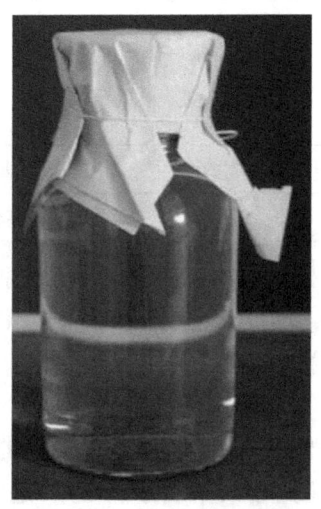

图2-18 500 mL灭菌广口瓶

3. **实验步骤**

(1) 散装食品的采样必须在无菌操作下进行。采样前操作人员应先穿戴好工作服、工作帽和口罩。
(2) 选择合适大小的灭菌广口瓶。
(3) 选择合适的采样工具和消毒器具,保证样品容量不超过采样瓶容积的3/4。
(4) 点燃酒精灯,并将酒精灯移至采样点,用75%酒精棉球消毒采样区域。
(5) 用75%酒精棉球消毒手或佩戴一次性无菌手套。
(6) 散装液体样品在采样前先用灭菌玻璃棒搅拌均匀或摇匀。
(7) 用75%酒精棉球在开口处表面抹擦消毒,或用酒精灯外焰灼烧消毒。装液体食品的容器有活塞开口的,采样前应用75%的酒精棉球将活塞及出口处表面抹擦消毒,然后打开活塞让样品通过出口流出一段时间。
(8) 用酒精灯灼烧灭菌广口瓶口。用灭菌样品瓶接取样品,或用灭菌吸管吸取样品装入灭菌样品瓶中,或将样品倒入灭菌样品瓶中。至少采样250 mL,一般的流体及半流体食品(充分搅拌)为200 g/份,容器洗涤水为100~200 mL/件。一式三份。尽量在酒精灯附近采样。
(9) 用酒精灯灼烧灭菌广口瓶口。在酒精灯附近盖上盖子,熄灭酒精灯。采样瓶贴上标签,填写相应内容(编号、样品名称、数量、采样地点、采样人、采样日期等)。

(10) 填写采样记录单(见表 2-1):样品编号、样品名称、采样地点、生产日期、采样时间、采样人、来源、批号、数量、保存条件等。

表 2-1 采样记录单示例

被采样单位		样品名称	
采样地点		样品产地	
商标		数量	
生产日期		批号或编号	
样品状态		被采样的产品数量	
包装类型及规格		采样方式	
感官所见	□包装破损 □变形 □污染 □发霉 □变质 □生虫		
采样现场环境条件 (包括温度、湿度及 一般卫生状况)			
采样目的		采样日期	
采样机构(盖章)		采样人(签名)	

(11) 采样后,应将样品和采样单放入运输箱,在接近原有贮存温度条件下尽快送往实验室检验。运输时应保持样品完整。若不能及时检验,应采取必要的措施防止样品中原有微生物的数量变化,保持样品的原有状态。

4. 注意事项

(1) 采集进行微生物检验的样品时,无菌采样是操作的关键环节。无菌采样的注意事项包括:采样时使用的各种取样用具要灭菌后才能使用,通常可用酒精灯火焰灼烧灭菌;要使用无菌容器盛放样品,确保容器密封,防止样品外溢;不要触摸或接触无菌容器的里面以防污染;妥善保管已经消毒灭菌的采样用品。采集液态样本如牛奶、饮料等时,要注意采集前将样本充分混匀,样本容量不要超过容器体积的 3/4,以避免样品泄漏造成污染。

(2) 液体样品以一池、一缸、一桶等为一个采样单位,应先行充分混匀后采样。若池或缸过大,可按高度等距离分为上、中、下三层,在各层四角和中央各取等量样品,一般采用虹吸法取样,每层各取 500 mL 左右,装入瓶中混匀后取出检验所需样品。流动液体可定时定量从输出的管口取样,混合后再取检验所需样品。大包装食品,如用铝桶、铁桶、塑料桶包装的液体、半液体食品,采样前需用采样管插入容器底部,将液体吸出放入透明的玻璃容器内做现场感官检查,然后将液体充分搅拌均匀,用长柄勺或采样管取样。

5. 常见错误

(1) 采集样品过多,超过采样瓶容积的 3/4。
(2) 散装液体样品在采样前没有摇匀,直接采样。
(3) 采样前后忘记消毒采样瓶。
(4) 装液体食品的容器有活塞开口的,直接打开开口采样。

(曾嘉莹)

第三节 医院消毒效果监测

医院消毒效果监测是评价其消毒方法是否合理、消毒效果是否可靠,预防医院内感染的重要措施之一,具体参考《医院消毒卫生标准》(GB 15982—2012)。医院消毒效果监测需遵循以下几个原则:①监测人员需经过专业培训,掌握相应的消毒知识,具备熟练的检测技能。②选择合理的采样时间(使用前、消毒后)。③严格遵循无菌操作。

一、物体表面消毒效果监测

1. 采样要求

采样时段:潜在污染区、污染区消毒后采样。清洁区根据现场情况确定。

采样面积:物体被采表面<100 cm^2,取全部表面;被采表面≥100 cm^2,采取 100 cm^2。

2. 采样所需材料

5 cm×5 cm 灭菌规格板、无菌长棉拭子、内装 10 mL 无菌 0.03 mol/L 磷酸盐缓冲液或生理盐水的试管、试管架、酒精灯、酒精棉球、个人防护用品、样品运输箱和采样记录单等。

若采样物体表面有残留的消毒剂时,应用含与消毒液相对应的中和剂的采样液采样。

3. 具体采样方法

(1) 穿戴个人防护用品(工作服、帽子、口罩、鞋套)。

(2) 将采样工具(棉签、规格板)放在酒精灯旁。

(3) 点燃酒精灯。

(4) 消毒双手。

(5) 选择 10 mL 采样液。

(6) 在酒精灯附近取出棉签和规格板,打开试管帽(试管帽不能放在桌上)。

(7) 将棉签用采样液浸润,将试管盖上试管帽后放回试管架。

(8) 在酒精灯附近区域,用规格板进行采样,每个区域横竖往返各涂抹 5 次,共采 4 块。

(9) 将采样后棉签放入试管并弃去手接触部位(手不得接触到试管口)。

(10) 在试管上编号,熄灭酒精灯。

(11) 脱掉防护用品(工作服、帽子、口罩、鞋套)。

(12) 填写采样记录单(采样单位、采样地点、采样时间、采样人、样品名称)。

二、使用中消毒液的效果监测

1. 采样要求

采取更换前使用的消毒液与无菌器械保存液。

2. 采样所需材料

酒精灯、酒精棉球、个人防护用品、采样记录单、试管架、一次性使用无菌注射器(5 mL)、9 mL含相应中和剂的稀释液。醇类与酚类消毒剂,稀释液用普通营养肉汤即可。对于含氯消毒剂、含碘消毒剂和过氧化物消毒剂,需用含 0.1%磷酸盐缓冲液。对于洗必泰、季铵盐类消毒剂,需用含 0.3%(W/V)吐温 80 和 0.3%磷酸盐缓冲液。对于醛类消毒剂,需用含 0.3% 甘氨酸磷酸盐缓冲液。对于含有表面活性剂的各种复方消毒剂,需用含 0.3% (W/V) 吐温 80 磷酸缓冲液,也可使用该消毒剂消毒效果检测的中和剂鉴定试验确定的中和剂,以中和被检消毒液的残效作用。

3. 采样具体操作步骤

(1) 穿戴个人防护用品(工作服、帽子、口罩、鞋套)。

(2) 将采样工具(注射液、采样管)和待采样品放在酒精灯旁。

(3) 点燃酒精灯。

(4) 消毒双手。

(5) 选择相应的 9 mL 采样液。

(6) 在酒精灯附近取出注射器或移液管,打开消毒液容器盖子。

(7) 用注射器或移液管吸取 1 mL 消毒液,从试管架上取出试管,打开试管帽(试管帽不得放在桌上)。

(8) 将采好的消毒液注入试管中,烧灼试管口,盖上试管帽,将试管放回试管架。

(9) 在试管上编号,熄灭酒精灯。

(10) 脱掉防护用品(工作服、帽子、口罩、鞋套)。

(11) 填写采样记录单(采样单位、采样地点、采样时间、采样人、样品名称)。

三、医疗用品消毒效果监测

1. 采样要求

采样时间:在消毒或灭菌处理后,存放有效期内采样。样品采取应在 100 级洁净实验室内进行。

采样的医疗用品包括灭菌的医疗器材和消毒的医疗器材,具体见《公共卫生执业医师资格考试实践技能指导用书》。

2. 采样所需材料

个人防护用品、内装 10 mL 无菌 0.03 mol/L 磷酸盐缓冲液或生理盐水的试管、无菌大试管(直径 25 cm)、试管架、酒精灯、酒精棉球、5 cm×5 cm 灭菌规格板、无菌长棉拭子、无菌镊子、洗脱液、采样记录单和样品运输箱等。

3. 采样具体操作步骤

(1) 穿戴个人防护用品(工作服、帽子、口罩、手套、鞋套)。

(2) 将采样工具和待采样品放在酒精灯旁。

(3) 点燃酒精灯。

(4) 消毒双手。

(5) 选择 5 mL 洗脱液。

(6) 在酒精灯附近打开消毒液容器盖子(试管帽不得放在桌上)。

(7) 打开试管帽,用灭菌镊子夹取消毒液中手术刀片,放入洗脱液试管中。

(8) 烧灼试管口,盖上试管帽,将试管放回试管架。

(9) 共夹取 5 份样本。

(10) 在试管上编号,熄灭酒精灯。

(11) 脱掉防护用品(工作服等)。

(12) 填写采样记录单(采样单位、采样地点、采样时间、采样人、样品名称)。

四、空气消毒效果监测

医院环境分为四类,不同类别的环境监测方法不同,详见《医院消毒卫生标准》(GB 15982—2012)。常用的采样方法是自然沉降法,工具为营养琼脂平板(直径为 9 cm)(图 2-19),还可以用空气采样器法,可选择六级撞击式空气采样器(图 2-20)或其他经验式的空气采样器。

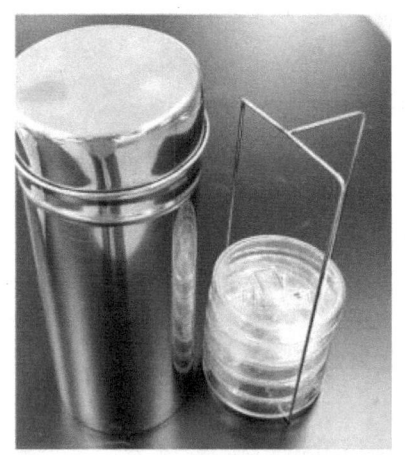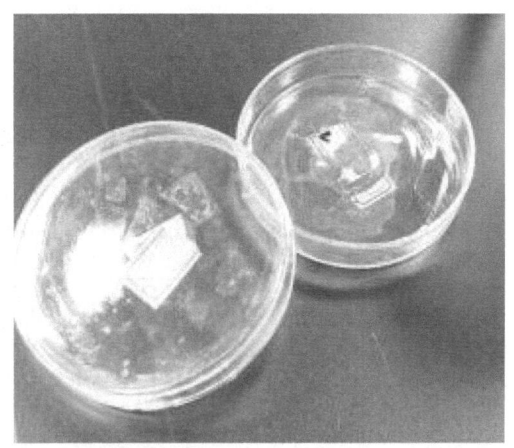

图 2-19 培养平板及培养皿桶

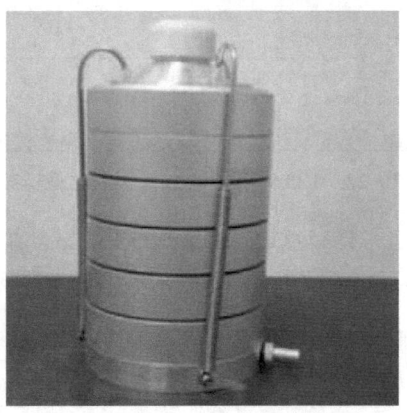

图 2-20 六级安德森空气采样器

1. 平板暴露法

当送风口集中布置时,应对手术区和周边区分别检测。当送风口分散布置时,应全室统一检查。采样高度为距地面 0.8~1.5 m,采样时将平板盖打开,扣放于平板旁,暴露采样 30 min。

下面介绍几种常见的手术室采样布点:

100(5)级洁净度手术室采样布点(图 2-21)为手术区 5 个,周边区 8 个,阴性对照 1 个。

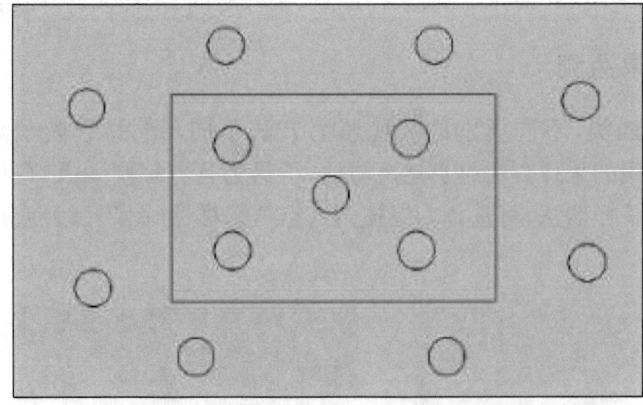

图 2-21 100(5)级洁净度手术室采样布点

按《医院洁净手术部建筑技术规范》(GB 50333—2013),1 000(6)级洁净度手术室采样布点(图 2-22)为手术区 4 个,周边区 6 个,阴性对照 1 个。

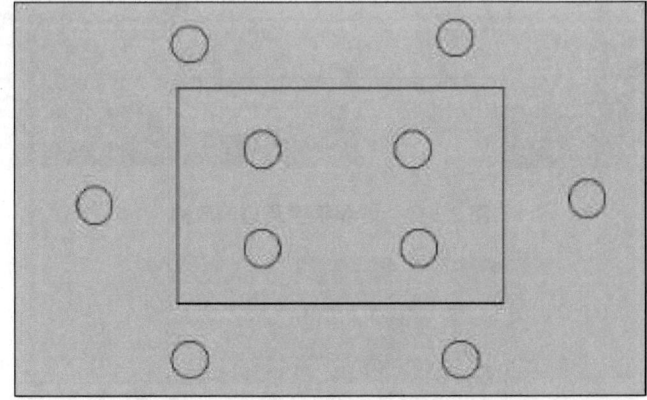

图 2-22 1 000(6)级洁净度手术室采样布点

10 000(7)级洁净度手术室采样布点(图 2-23)为手术区 3 个,周边区 6 个,阴性对照 1 个。10 万(8)级洁净度手术室采样布点时测点数 $=\sqrt{面积平方米数}$。

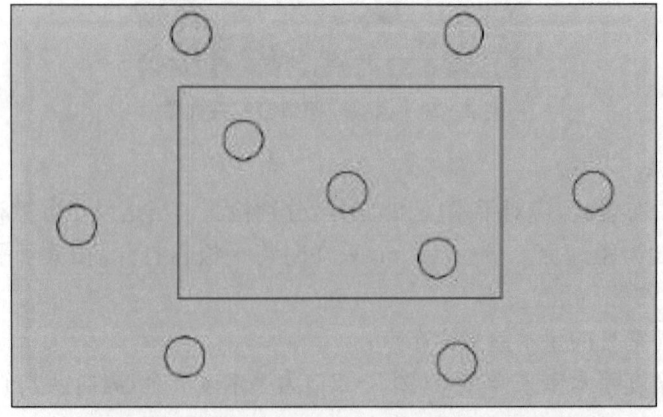

图 2-23 10 000(7)级洁净度手术室采样布点

普通手术室,无洁净级别,室内面积≤30 m²,3 点采样(图 2-24)。室内面积>30 m²,

设4角及中央5点(图2-25),4角的布点部位应距墙壁1 m处,采样时间15 min即可。

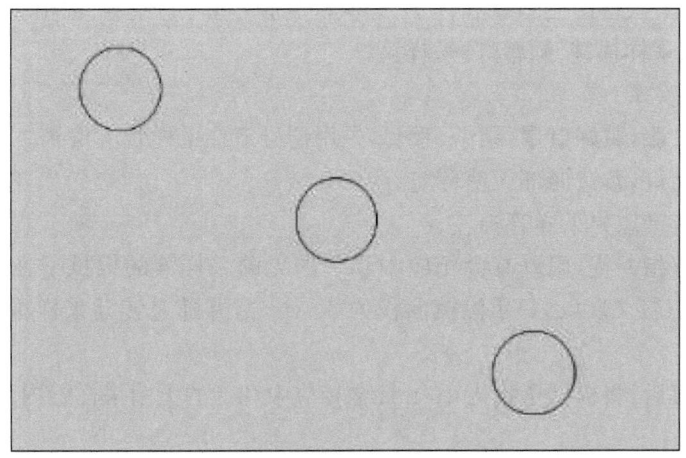

图2-24 普通手术室面积≤30 m²

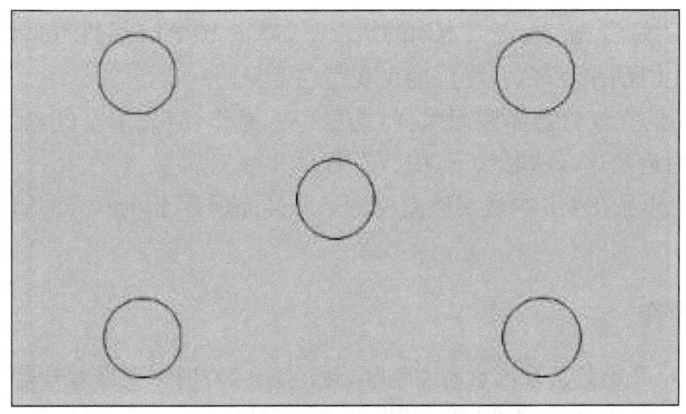

图2-25 普通手术室面积>30 m²

2. 空气采样器法

使用空气微生物采样器,采样高度为距地面0.8~1.5 m。100(5)级洁净度手术室建议采样时间20 min,1 000(6)级洁净度手术室建议采样时间15 min,10 000(7)级洁净度手术室建议采样时间10 min,其他建议采样时间为5 min,建议采样流量统一设置为28.3 L/min。10万(8)级洁净度手术室采样布点参照平板暴露法,100(5)级、1 000(6)级、10 000(7)级洁净度手术室采样布点参照平板暴露法,也可适当降低布点数,但不得少于3个点,且手术区必须布一点。

采样后,尽快置于37 ℃条件下培养48 h,计数菌落总数。

五、医务人员手消毒效果监测

医务人员手消毒效果监测,不必强制采取洗手或手消毒等手卫生措施。随机采集样本,适用于调查医院常见感染微生物的种类和分布状态,评价手卫生微生物污染状况,对医院感染暴发预警和临床用药的指导具有重要意义。采取手卫生措施后,在医务人员接触患者或从事医疗活动前采样,适用于评价医务人员手卫生的消毒效果,为医疗机构进一步加强手卫生管理提供依据。

1. 采样设备及材料

采样工作服、一次性医用口罩和帽子、一次性乳胶手套、记号笔、含相应中和剂的无菌采样管、一次性无菌采样棉签、酒精灯、采样箱。

2. 具体操作步骤

(1) 穿好防护服,戴好口罩、帽子、手套,先用记号笔在采样管上编号。

(2) 点燃酒精灯,营造局部无菌环境。

(3) 在酒精灯旁取出采样管棉签。

(4) 被检人五指并拢,用浸有含相应中和剂的无菌采样液的棉拭子在双手指曲面从指跟到指端来回涂擦各 2 次(一只手涂擦面积约 30 cm^2),并随之转动采样棉拭子。采两只手为一个样品。

(5) 采样结束后,将棉拭子投入 10 mL 含相应中和剂的无菌采样管内,立即送检。

六、注意事项

(1) 操作过程严格遵循无菌操作,防止污染。

(2) 采样前,关好门、窗,在无人走动的情况下,静止 10 min 后进行采样。先布点(放平板),后开盖。行走时动作要轻,且尽可能少在室内走动。

(3) 同一房间的空气与物体表面采样,均由一人操作,应先采空气,后采物体表面。物体表面的采样应由近及远,兼顾上、下、中、左、右。

(4) 将采取的样品在 4 h 内送实验室检测。若样品保存于 0~4 ℃条件时,送检时间不得超过 24 h。

七、常见错误操作

准备不充分,打开无菌试管再拿所需物品,致污染;采样时一手拿着开盖无菌试管操作,脱离酒精灯无菌范围;塞子拿得比较随意,污染;记录单项目不全;操作结束后忘记脱掉防护服。

思考题

1. 二次供水调查应采集的水样类型包括哪几种?
2. 采集水样检测微生物,为什么要去除余氯?
3. 采集末梢水检测微生物和耗氧量,为什么先采集水样检测微生物,再采集水样检测耗氧量?
4. 如何进行现场采样的质量控制?
5. 三脚架的高度为什么在 1~1.5 m 左右?
6. 对一个酒店进行卫生监督,需要采集哪些样品?
7. 不同固体散装食品采样时怎么保证代表性、真实性、准确性和及时性?
8. 为什么样品采集过程中一定要做到无菌操作?怎么做到无菌采样?
9. 为什么采集样品需要一式三份?
10. 怎样保证采集样品的均匀性和代表性?
11. 如何对一个手术室进行消毒效果评价?需要对哪些物品进行采样?

(许余玲)

第三章 现场检测

【目的】

1. 掌握现场检测仪器的选择、测定原则、使用方法和结果换算方法。
2. 熟悉现场检测仪器的结构和原理。
3. 了解现场检测相关国家标准、地方标准或行业标准。

第一节 气象条件检测

一、作业场所测定的原则和步骤

(一) 绘图

在调查车间一般情况基础上,绘简明平面图,注明测定地点。

(二) 布点

根据生产过程、热源和生产建筑物特点进行布点。

1. 原则:选择工人经常停留的地点进行测定。
2. 高度:一般距离地面约1.5 m处,如热源分布不均匀,应在不同高度、不同方位分别选点。

(三) 测定时间

根据生产特点、劳动情况和调查目的选定。

1. 测定天数:不少于3天。
2. 每天测定时间和次数:按生产特点而定(a. 生产过程均衡、气象条件稳定的车间,一个班开始时测1次,中间测2次,下班前测1次;b. 生产活动、气象条件变化较大的车间,按生产活动多次测定)。

(四) 室外比较

测定室外气象条件,比较差异。

(五) 齐同性

同一时间、同一地点测定。

(六) 计算

1. 辐射热值加权平均值。

2. 评定各工种工人工作时间的气象条件必须测定工时,记录一个班中各项生产操作的时间,所受热辐射作用的时间、部位和强度。

(七) 记录数据及现场情况

填好检测记录单,包括检测单位、检测时间、检测日期、检测地点、气象条件(气温、气湿、气压、风速)、检测项目、仪器型号、仪器编号、检测人、陪同人、检测结果等(表3-1)。

表3-1 检测记录单

检测单位			检测项目	
检测人			陪同人	
气象条件	(气温、气湿、气压、风速)			
检测日期		检测时间		检测地点
仪器名称		仪器型号		仪器编号
检测结果1		检测结果2		检测结果3

二、公共场所测定的布点要求

公共场所测定布点的具体要求详见表3-2。

表3-2 公共场所气象条件测定的布点要求

室内面积	测点数量	位置	示例图
<50 m²	1	室内中央	
50~200 m²	2	室内对称点	
≥200 m²	3~5个	3个测点位于室内对角线四等分的3个等分点	
		5个测点按照梅花状布点	

注:1. 测点一般距离地面约1.5 m处,距离墙壁≥0.5 m;
  2. 如测定室内气温,还应该距离热源≥0.5 m。

三、气温、气湿的测定

（一）普通干湿球温度计(S-88型)

1. 结构和原理

普通干湿球温度计分为干球温度计和湿球温度计两部分,其中湿球温度计的球部用湿润纱布包裹,水分蒸发散热,所以湿球温度比干球温度低,相差度数与空气中相对湿度成一定比例(图3-1)。

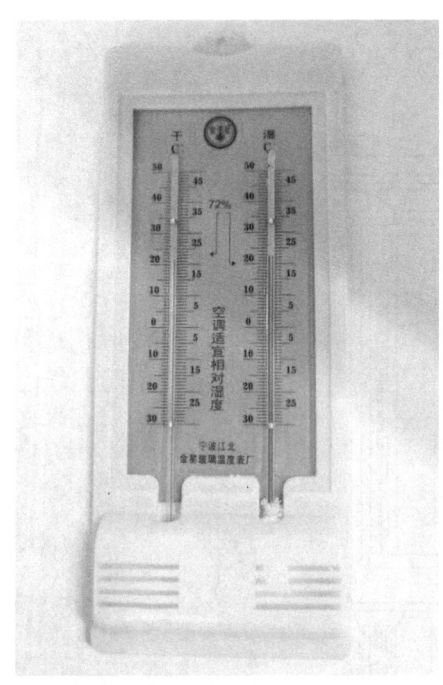

图3-1 S-88型普通干湿球温度计

2. 操作步骤

(1) 仪器准备:查看仪器的检定标志。

(2) 穿戴个人防护服:安全帽、耳塞、工作服等。

(3) 按照测定的原则和要求进行布点。

(4) 润湿湿球温度计纱布,固定于测定地点5～10 min,先读湿球温度,后读干球温度。

(5) 查专用表得出相对湿度。

(6) 数据记录:填好检测记录单,包括检测单位、检测时间、检测日期、检测地点、气象条件(气温、气湿、气压、风速)、检测项目、仪器型号、仪器编号、检测人、陪同人、检测结果等(表3-1)。

(7) 后处理:整理仪器;填写仪器使用记录(使用人、使用日期、测量项目);脱去防护。

3. 注意事项

(1) 有热辐射存在时不宜使用普通干湿球温度计。

(2) 检查水银(酒精)柱应无间断。

(3) 温度计需悬挂测定。

(4) 5~10 min 后读数,眼与液柱顶端水平,先读小数。

(二) 机械通风干湿表(DHM2A 型机械通风干湿表)

1. 原理

在温度表架上安装两支相同的水银温度计,温度计的球部在护管内,能避免太阳照射和防止热辐射的影响。整个通风系统由通风器、中心导管、三通和双层护管组成。旋紧发条,开动小风机,使稳定气流流经两支温度表。湿球温度表球部套有湿润脱脂纱套,由于水分蒸发而使其温度下降。根据湿球温度表和干球温度表的温度差,经查表可得空气相对湿度(图 3-2)。

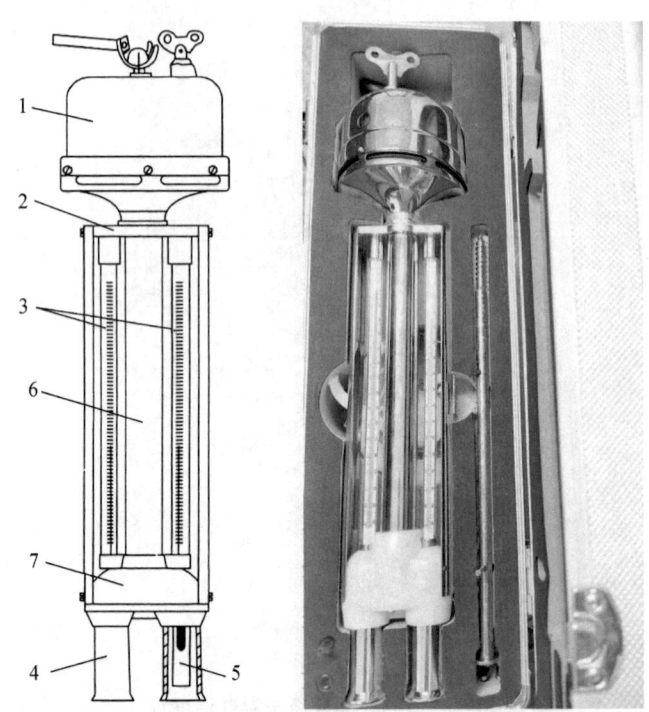

图 3-2 DHM2A 型机械通风干湿表

1—通风器;2—温度表架;3—水银温度表;4/5—双层护管;6—中心导管;7—三通

2. 部分技术指标

(1) 相对湿度测量范围:10%~100%。

(2) 相对湿度误差:±2%RH。

(3) 温度表的刻度及测量范围:-36~46 ℃或-26~51 ℃。

(4) 温度表误差:±0.2 ℃。

3. 操作步骤

(1) 仪器准备:查看仪器的检定标志。

(2) 穿戴个人防护服:安全帽、耳塞、工作服等。

(3) 按照测定的原则和要求进行布点。

(4) 检查湿球纱套:将 25 mm 的纱套套在湿球温度表球部(一般为右温度表),下端用脱脂棉线捆扎固定;湿球纱套若变旧、变黄、吸水性不好等,应及时更换。

(5) 将通风干湿表悬挂在距离障碍物和操作者至少 0.5 m 的地方。

(6) 用吸管吸取蒸馏水湿润湿球纱套(以湿润为准,不得有滴水现象)。

(7) 上紧通风器发条,悬挂测量 5 min。

(8) 读取湿球、干球温度读数,结果可查专用表(图 3-3)得所测的相对湿度。温度计读数值超出专用表,相对湿度可用下列公式计算:

$$R=\frac{A}{F}\times 100$$

$$A=F_1-\alpha(t-t_1)H$$

式中:R—空气的相对湿度(%);

F—干球温度计所示温度时的饱和水蒸气压力(kPa);

A—空气的水蒸气压力(kPa);

F_1—湿球温度计所示温度时的饱和水蒸气压力(kPa);

α—不同风速时干湿球温度计系数(1/℃);

t—干球温度计度数(℃);

t_1—湿球温度计度数(℃);

H—测定时的大气压力(kPa)。

t \ Δt	0.0	0.5	1.0	1.5	2.0	2.5	3.0	3.5	4.0	4.5	5.0	5.5	6.0	6.5	7.0	7.5	8.0	8.5	9.0	9.5	10.0	10.5	11.0	11.5	12.0	12.5	13.0	13.5	14.0	14.5	15.0
℃	%	%	%	%	%	%	%	%	%	%	%	%	%	%	%	%	%	%	%	%	%	%	%	%	%	%	%	%	%	%	%
50	100	97	95	92	90	87	85	82	80	78	76	73	72	70	69	67	65	63	62	60	59	57	56	55	53	52	50	49	48	47	45
49	100	97	95	92	89	87	84	82	80	77	75	73	72	70	68	66	64	62	61	59	58	56	55	54	53	52	49	48	47	46	44
48	100	97	95	92	89	87	84	82	80	77	75	73	71	69	67	66	64	62	61	59	58	56	55	54	53	51	49	48	47	46	44
47	100	97	95	92	89	87	84	82	79	77	75	73	71	69	67	66	63	62	61	59	58	56	55	54	52	51	49	47	46	45	44
46	100	97	94	92	89	86	84	82	79	77	75	73	71	69	67	66	63	61	60	58	57	55	54	53	52	50	48	47	46	45	43
45	100	97	94	92	89	86	84	81	79	77	75	72	71	69	67	65	63	61	60	58	57	55	54	53	52	50	48	47	45	44	43
44	100	97	94	92	89	86	84	81	79	76	74	72	70	68	66	65	63	61	59	58	56	54	53	52	51	49	47	46	45	43	42
43	100	97	94	91	89	86	84	81	78	76	74	72	70	68	66	65	63	61	59	57	56	54	53	52	51	49	47	46	44	43	42
42	100	97	94	91	89	86	83	81	78	76	74	72	70	68	66	64	62	60	59	57	55	53	52	51	50	48	46	45	44	42	42
41	100	97	94	91	88	86	83	81	78	76	74	72	69	67	66	64	61	60	58	57	55	53	52	51	49	48	46	45	44	42	41
40	100	97	94	91	88	86	83	81	78	76	73	71	69	67	65	64	61	60	58	56	54	52	51	50	48	47	46	44	43	42	41
39	100	97	94	91	88	85	83	80	78	75	73	71	69	67	65	63	61	59	57	56	54	52	51	50	47	47	45	43	42	41	40
38	100	97	94	91	88	85	83	80	78	75	73	71	68	66	64	62	60	59	57	55	54	51	50	49	47	46	45	43	42	41	39
37	100	97	94	91	88	85	82	80	77	75	72	70	68	66	64	62	60	58	56	55	53	51	50	49	47	46	44	42	41	40	39
36	100	97	94	91	88	85	82	79	77	74	72	70	68	65	63	61	59	58	56	54	53	50	49	48	46	45	44	42	41	40	38
35	100	97	94	90	87	85	82	79	77	74	72	69	67	65	63	60	59	57	55	53	52	50	48	47	46	45	43	41	40	39	38
34	100	97	93	90	87	84	82	79	76	74	72	69	67	64	62	60	58	56	55	53	51	49	47	46	45	44	43	41	40	39	37
33	100	97	93	90	87	84	81	79	76	73	71	68	66	64	62	60	58	56	54	52	50	49	47	46	44	43	42	40	39	38	37
32	100	97	93	90	87	84	81	78	76	73	71	68	66	63	61	59	57	55	53	52	50	48	46	45	43	42	41	39	38	37	36
31	100	96	93	90	87	84	81	78	75	73	70	68	65	63	61	59	57	55	53	51	49	47	46	44	43	41	40	38	37	36	35
30	100	96	93	90	86	83	80	77	75	72	69	67	65	62	60	58	56	54	52	50	48	47	45	43	42	40	39	38	36	35	34
29	100	96	93	89	86	83	80	77	74	72	69	66	64	62	60	57	55	53	51	49	48	46	44	43	41	40	38	37	35	34	33
28	100	96	93	89	86	83	80	77	74	71	68	66	63	61	59	57	55	53	51	49	47	45	43	42	40	39	37	36	35	33	32
27	100	96	93	89	86	82	79	76	73	71	68	65	63	60	58	56	54	52	50	48	46	44	43	41	39	38	37	35	34	32	31
26	100	96	92	89	85	82	79	76	73	70	67	65	62	60	57	55	53	51	49	47	45	44	42	40	39	37	36	34	33	32	30
25	100	96	92	89	85	82	78	75	72	69	67	64	62	59	57	54	52	50	48	46	44	43	41	39	38	36	35	33	32	31	29
24	100	96	92	88	85	81	78	75	72	69	66	63	61	58	56	54	51	49	47	44	43	45	40	38	37	35	34	32	31	30	28
23	100	96	92	88	84	81	78	74	71	68	65	63	60	58	55	53	51	48	46	44	42	41	39	37	36	34	33	31	30	28	27
22	100	96	92	88	84	81	77	74	71	68	65	62	59	57	54	52	50	47	46	43	41	40	38	36	35	33	31	30	29	27	26
21	100	96	92	88	84	80	77	73	70	67	64	61	58	56	53	51	49	46	44	42	40	39	37	35	33	32	30	29	28	26	25
20	100	96	91	87	83	80	76	73	69	66	63	60	58	55	52	50	48	45	43	41	39	37	36	33	32	31	29	28	26	25	24
19	100	95	91	87	83	79	76	72	69	65	62	59	57	54	51	49	47	44	42	40	38	36	34	33	31	29	28	26	25	24	22
18	100	95	91	87	83	79	75	71	68	65	62	59	56	53	50	48	45	43	41	39	37	35	33	31	30	28	27	25	24	22	21
17	100	95	91	86	82	78	74	71	67	64	61	58	55	52	49	47	44	42	40	38	36	34	32	30	28	27	25	24	22	21	20
16	100	95	90	86	82	78	74	70	66	63	60	57	54	51	48	45	43	41	38	36	34	32	30	29	27	25	24	22	21	19	18
15	100	95	90	85	81	77	73	69	65	62	59	55	52	50	47	44	42	39	37	35	33	32	29	27	25	24	22	21	19	18	16
14	100	95	90	85	81	76	72	68	64	61	57	54	51	48	45	43	40	38	35	33	31	29	27	25	24	22	20	19	17	16	15
13	100	95	90	85	80	76	71	67	63	60	56	53	50	47	44	41	39	36	34	32	29	27	25	24	22	20	19	17	16	14	13
12	100	94	89	84	79	75	70	66	62	59	55	52	48	45	42	40	37	35	32	30	28	26	24	22	20	18	17	15	14	12	11
11	100	94	89	84	79	74	69	65	61	57	54	50	47	44	41	38	35	33	30	28	26	24	22	20	18	16	15	13	12	10	9
10	100	94	88	83	78	73	69	64	60	56	52	49	45	42	39	36	33	31	28	26	24	22	20	18	16	14	13	11	10	8	7
9	100	94	88	83	77	73	68	63	59	55	51	47	44	40	37	34	32	29	26	24	22	20	18	16	14	12	10	9	7	6	5
8	100	94	88	82	76	71	66	62	57	53	49	46	42	39	35	32	29	27	24	22	19	17	15	13	11	10	8	6	5	4	2
7	100	93	87	81	76	70	65	60	56	52	48	44	40	37	33	30	27	24	22	19	17	15	13	11	9	7	6	4	3	1	
6	100	93	87	81	75	69	64	59	54	50	46	42	38	34	31	28	25	22	19	17	15	12	10	8	6	5	3	1			
5	100	93	86	80	74	68	63	57	53	48	44	40	36	32	29	25	22	19	17	14	12	10	7	5	3	2					
4	100	93	86	79	74	67	61	56	51	46	42	37	33	30	26	23	20	17	14	11	9	7	4	2							
3	100	92	85	78	72	65	60	54	49	44	39	35	31	27	23	20	17	14	11	8	6	3	1								
2	100	92	84	77	70	64	58	52	47	42	37	33	28	24	21	17	14	11	8	5	2										
1	100	91	83	76	69	62	56	50	44	39	34	30	25	21	17	14	10	7	4	1											
0	100	91	83	75	67	61	54	48	42	37	31	27	22	18	14	10	7	4	1												
-1	100	91	82	74	66	59	62	46	39	34	29	24	19	15	10	7															
-2	100	90	81	72	64	57	50	43	37	31	25	20	15	11	7	3															
-3	100	90	80	71	62	55	47	40	34	28	22	16	11	8	2																
-4	100	89	79	70	61	52	45	37	30	24	18	16	7	2																	
-5	100	89	78	68	59	52	42	34	27	20	14	8	3																		
-6	100	88	77	66	56	47	39	30	23	16	10	4																			
-7	100	87	76	64	54	44	35	27	19	12	5																				
-8	100	87	74	62	51	41	32	23	14	7																					
-9	100	86	73	60	48	38	28	18	10	2																					
-10	100	85	71	58	45	34	23	13	4																						

图 3-3 相对湿度查算表

(9) 数据记录:填好检测记录单,包括检测单位、检测时间、检测日期、检测地点、气象条件(气温、气湿、气压、风速)、检测项目、仪器型号、仪器编号、检测人、陪同人、检测结果等(表3-1)。

(10) 后处理:整理仪器,将仪器拆卸后放入盒中;填写仪器使用记录(使用人、使用日期、测量项目);脱去防护。

4. 注意事项

(1) 纱套:湿球加水,紧贴温度计球部,一层为宜,没有皱褶,如纱套变旧,采用薄而稀的脱脂白纱套进行更换。

(2) 测定:温度计悬挂,不能靠近冷、热物体表面,避免水滴沾在温度计上。

(3) 观察:避免接触球部,读数时视线与液柱顶端平齐,先读小数、后读整数。

(4) 仪器:风机停止转动后,方能平放。

(5) 防风罩:如室外风速大于3 m/s,应将防风罩安装于通风器的迎风面,防止室外风速影响通风器的气流速度。

四、风速的测定

(一) 数字式风速仪(QDF-6型数字风速仪)

1. 原理

探头有一个玻璃球,球内绕有加热玻璃球用的镍铬丝圈和两个串联的热电偶。热电偶的冷端连接在磷铜质的支柱上,直接暴露在气流中。当一定大小的电流通过加热圈后,玻璃球的温度升高,温度升高的程度和风速成反比(图3-4)。

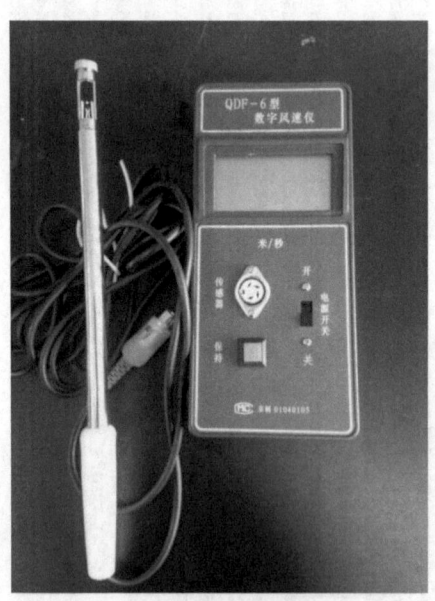

图3-4 QDF-6型数字式风速仪(0~30 m/s)

2. 操作步骤

(1) 仪器准备:查看仪器的检定合格标志和电池电量。

(2) 穿戴个人防护服:安全帽、耳塞、工作服等。

(3) 按照测定的原则和要求进行布点。

(4) 测杆插头:垂直向上插在插座上,压紧螺塞、密封探头。

(5) 预热:开启电源 3 min。

(6) 测量:拉动测杆顶端螺塞,探头露出置于气流中,显示被测风速值。

(7) 关闭电源:探头密封于测杆内,取下测杆。

(8) 数据记录:填好检测记录单,包括检测单位、检测时间、检测日期、检测地点、气象条件(气温、气湿、气压、风速)、检测项目、仪器型号、仪器编号、检测人、陪同人、检测结果等(表3-1)。

(9) 后处理:将仪器整理后放入盒中;填写仪器使用记录(使用人、使用日期、测量项目);脱去防护。

(二) 热敏风速计(Testo 425)

1. 原理

将感测元件(一根通以电流而被加热的细金属丝)置于通道中,当气体流过它时则将带走一定的热量,此热量与流体的速度有关,而散热量导致热线温度变化而引起电阻变化,流速信号即转变成电信号(图3-5)。

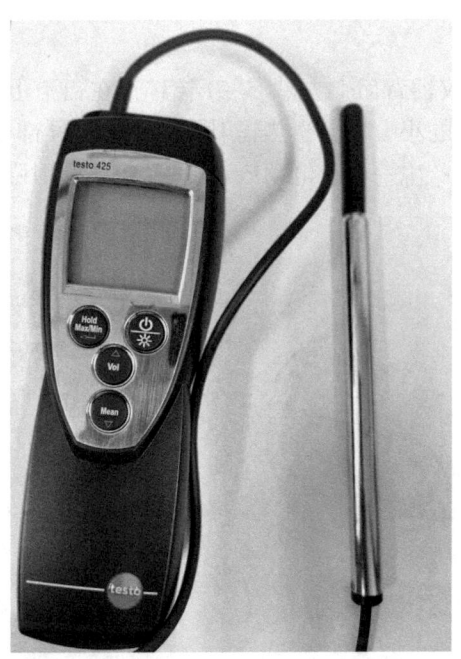

图 3-5 Testo 425 热敏风速计

2. 精度和量程

精度:±0.03 m/s;±0.5 ℃/0.9 ℉。

量程:0~20 m/s;-20~70 ℃/-4~158 ℉。

3. 操作步骤

(1) 仪器准备:查看仪器的检定合格标志、量程和电池电量。

(2) 穿戴个人防护服:安全帽、耳塞、工作服等。

(3) 按照测定的原则和要求进行布点。

(4) 连接探头：固定连接探头。

(5) 打开仪器：按下 [⏻] 键，打开电源开关，预热 5 s（屏幕显示数字 5→1 倒计时），之后数字表显示应为 0.00 m/s。

(6) 调整探头：使探头顶端的"→"与风向一致，取下探头上的盖帽，人与测杆探头保持 50 cm 距离。

(7) 开始测量：按 [Mean] 键两次，屏幕上"mean"亮闪，测量时间（00:00 即 mm:ss）显示在上面一行，当前测量读数（风速 m/s，风量 m^3/h）显示在下面一行（按"Vol"切换）；按下"[↵]"键，开始计时测量，读数，重复读 3 个数，记录；按 [Mean] 键，●Mean 闪烁，显示计算点的平均值。

(8) 数据记录：填好检测记录单，包括检测单位、检测时间、检测日期、检测地点、气象条件（气温、气湿、气压、风速）、检测项目、仪器型号、仪器编号、检测人、陪同人、检测结果等（表 3-1）。

(9) 后处理：盖上探头盖帽、关机（按住 [⏻] 大约 2 s，直至显示熄灭）、整理仪器；填写仪器使用记录（使用人、使用日期、测量项目）；脱去防护。

五、辐射热计

1. 原理

MR-3A 型辐射热计仪器背面上方贴有一层铝箔，在铝箔上与热电偶热端相应处还涂上一层烟黑，形成黑白相间的小方块。当热辐射作用于热电堆部分时，由于烟黑和铝箔的辐射吸收率不同，在热电偶上产生一个热电动势，热电动势与辐射强度成正比（图 3-6）。

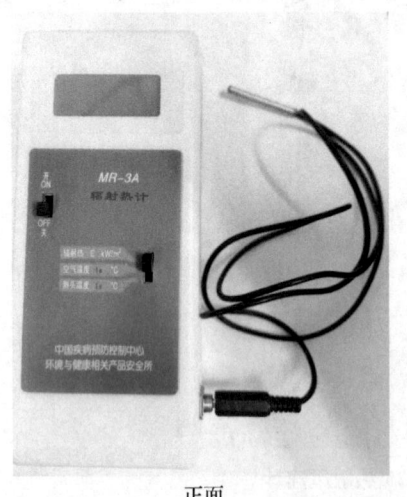 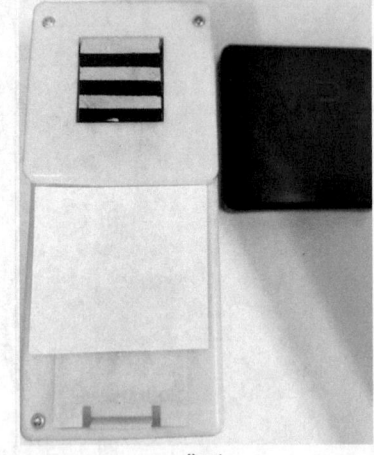

正面　　　　　　　　　　　　背面

图 3-6　MR-3A 型辐射热计

2. 技术指标

(1) 辐射热强度：量程 0~10 kW/m^2，分辨率 0.01 kW/m^2，标定精度±5%。

(2) 空气温度：量程 0~60 ℃，分辨率 0.1 ℃，标定精度±1 ℃。

(3) 测头表面温度：量程 0~100 ℃，分辨率 0.1 ℃，标定精度±1 ℃。

3. 操作步骤

(1) 仪器准备：查看仪器的检定合格标志、量程和电池电量。

(2) 穿戴个人防护服:安全帽、耳塞、工作服等。

(3) 按照测定的原则和要求进行布点。

(4) 空气温度测定:连接测温杆→将选择开关置于"空气温度"→打开电源开关→手持测温杆来回晃动约 5 min→直接读数。

(5) 辐射热强度测定:将选择开关置于"辐射热"→打开电源开关→打开辐射测头保护盖→测头对准被测方向→直接读数。

(6) 定向辐射温度测定:将选择开关置于"辐射热"→打开电源开关→打开辐射测头保护盖→测头对准被测方向→直接读出 E 值→将选择开关置于"测头温度"→直接读出测头温度 T_s 值→利用下式计算平均热辐射温度 T_{DMRT}。

$$T_{DMRT}=(E/\sigma+ T_s^4)^{\frac{1}{4}}$$

式中:σ——斯蒂芬-波尔兹曼常数,$5.67\times10^{-8}\text{W/m}^2$。

(7) 数据记录:填好检测记录单,包括检测单位、检测时间、检测日期、检测地点、气象条件(气温、气湿、气压、风速)、检测项目、仪器型号、仪器编号、检测人、陪同人、检测结果等(表3-1)。

(8) 后处理:盖上辐射测头保护盖、关机、整理仪器;填写仪器使用记录(使用人、使用日期、测量项目);脱去防护。

六、气压的测定

1. 原理

YM3 型空盒气压表以真空膜盒作为感应元件,它将大气压力变化转换为膜盒的弹性位移,通过杠杆与传动装置使指针做旋转移动。当真空膜盒弹性与大气压相平衡时,其指针所指示的气压值就是当地的大气压值(图 3-7)。

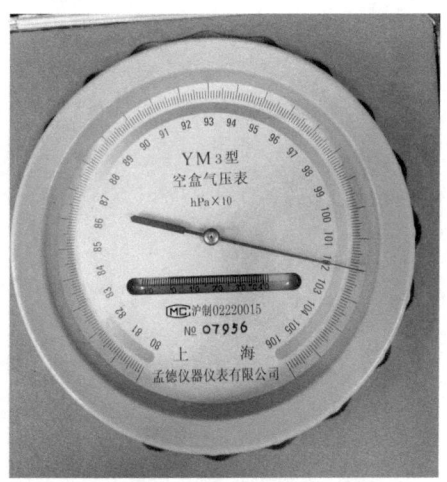

图 3-7 YM3 型空盒气压表

2. 部分技术指标

(1) 测量范围:800～1 060 hPa。

(2) 使用环境温度范围:-10～40 ℃。

(3) 测量误差:±2 hPa。

3. 操作步骤

(1) 仪器准备：查看仪器的检定合格标志、量程。

(2) 对空盒气压计进行校准：利用水银气压计。

(3) 穿戴个人防护服：安全帽、耳塞、工作服等。

(4) 空盒气压表水平放置。

(5) 读数前轻叩仪表外壳或表面玻璃，以消除内部传动装置的摩擦。

(6) 读数时应使视线达到指针与指针影像相重叠，此时指针所指的刻度值即为当时气压值，读数应精确到小数点后一位。

(7) 数据记录：填好检测记录单，包括检测单位、检测时间、检测日期、检测地点、气象条件(气温、气湿、气压、风速)、检测项目、仪器型号、仪器编号、检测人、陪同人、检测结果等(表3-1)。

(8) 后处理：整理仪器；填写仪器使用记录(使用人、使用日期、测量项目)；脱去防护。

(崔梦晶)

第二节 噪声测定

一、用途

噪声仪器是噪声测量中基本的仪器。TES1350A噪音计主要用来测定环境噪声,进行品质控制以及健康防治等,如用于工厂、办公室、交通道路、家庭以及公共场所等各种场合噪声测量用。

二、部分技术指标

1. 测量范围:Lo=35~100 dB;Hi=65~130 dB。
2. 准确度:±2.0 dB。

三、测点要求

1. 噪声源在公共场所内:在噪声源中心至对侧墙壁中心的直线四等分的3个等分点上取3个测点(图3-8)。
2. 噪声源在公共场所外:参照表3-2。

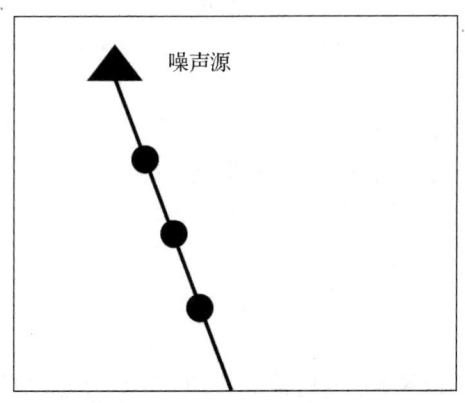

图3-8 公共场所内噪声源的测点分布

四、工作原理

TES1350A噪音计(图3-9)由传声器将声音转换成电信号,再由前置放大器变换阻抗,使传声器与衰减器匹配。放大器将输出信号加到网络,对信号进行频率计权(或外接滤波器),然后再经衰减器及放大器将信号放大到一定的幅值,送到有效值检波器。

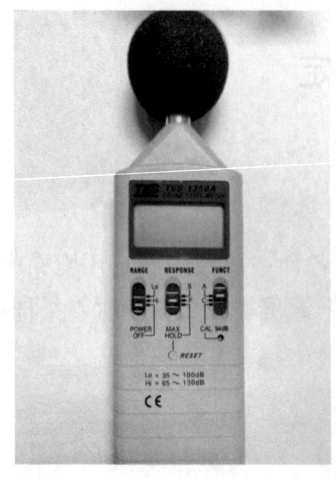
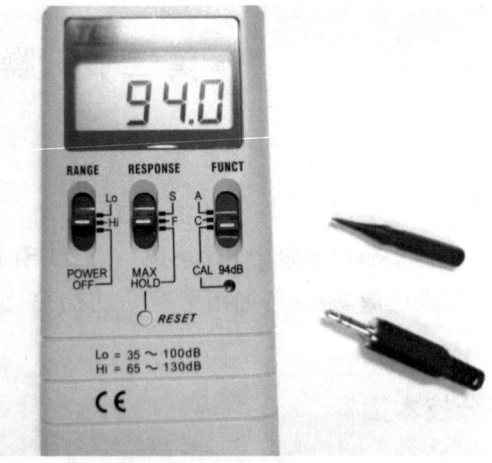

图 3-9　TES1350A 噪音计

五、操作步骤

1. 仪器准备：查看仪器及标准声源（音位校正器）的检定标志、电池电量。

2. 穿戴个人防护服：安全帽、耳塞、工作服。

3. 带上风帽。

4. 开机预热 2 min，潮湿天则预热 5～10 min。

5. 内部自我校正：状态设定（RANGE：Hi；RESPONSE：F；FUNCT：CAL 94dB），屏幕显示 94.0 dB。

音位校正器校正：状态设定（RANGE：Hi；RESPONSE：F；FUNCT：A），将麦克风小心插入音位校正器 1/2 英寸[①]的孔内，打开音位校正器的电源开关，使用调整棒旋位于面板的 CAL 旋钮，使 LCD 显示读值与音位校正器指示值 94.0 dB 一致。

6. 手持声级计或将声级计架在三脚架上，麦克风距离声源 1～1.5 m，距墙壁 1 m 以上，与测量者保持 50 cm 以上距离；于齐耳高度测定，选择适当的挡位 Hi 或 Lo，FUNCT 选择类型"A"。

7. 数据记录：填好检测记录单，包括检测单位、检测时间、检测日期、检测地点、气象条件（气温、气湿、气压、风速）、检测项目、仪器型号、仪器编号、检测人、陪同人、检测结果等（表 3-1）。

8. 后处理：检测完毕后，用音位校正器重复一次校正测定，两次测定误差小于 2 dB(A)，表明声级计稳定。按下"ON/OFF"键，关闭电源；填写仪器使用记录（使用人、使用日期、测量项目）；脱去防护。

（崔梦晶）

---

① 1 英寸≈2.54 厘米

第三章　现场检测

第三节　照度测定

一、用途

照度是受照平面上接收到的光通量的面密度。数字式照度计（TES-1330A 照度计）是一种适合在各种场合测量照度的精密仪器。

二、部分技术指标

1. 测量范围：0.01～20 000 lx。
2. 准确度：±3%。

三、测点要求

1. 整体照明：参照表 3-2。
2. 局部照明：选取其中有代表性的点测定。

四、工作原理

TES-1330A 照度计（图 3-10）是用来测量照度的仪器，它主要由光度头和显示器两部分组成，而光度头又由余弦修正器、干涉滤光片、光探测器组成。照度计工作时，当光辐射通过余弦修正器、干涉滤光片后投射到光头探测器上时，就会产生一个电信号，经过 I/V 变换，然后通过信号放大器，最后在显示器上显示出相应的信号，即照度值。

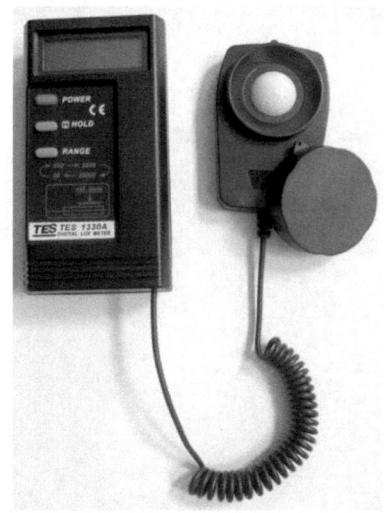

图 3-10　TES-1330A 照度计

五、操作步骤

1. 仪器准备：查看仪器的检定标志和电池电量。

2. 穿戴个人防护服:安全帽、耳塞、工作服。

3. 盖上光检测器头盖,打开仪器开关,检查仪器零点。

4. 选择合适的测量挡位(量程 RANGE 选择由大到小)。人与光检测器保持 50 cm 距离。

5. 开启欲测光源(白炽灯 5 min,放电气体光源 30 min)后,将检测器放在欲测光源水平位置(距离地面高度 1～1.5 m),打开光检测器头盖,使光检测器至少曝光 5 min。

6. 稳定后,按读值锁定开关"HOLD",数值锁定,正确读取 3 个照度计测量值(lux),并记录(如左侧最高位数显示"1",即表示过载,应立即选择较高挡位测量,设定 20 000 lux 挡位时,读数须乘以 10 倍才是测量的真值)。

7. 数据记录:填好检测记录单,包括检测单位、检测时间、检测日期、检测地点、气象条件(气温、气湿、气压、风速)、检测项目、仪器型号、仪器编号、检测人、陪同人、检测结果等(表 3-1)。

8. 后处理:测量工作完成后,将光检测器头盖盖回,电源开关切至"OFF"关机、整理仪器;填写仪器使用记录(使用人、使用日期、测量项目);脱去防护。

(崔梦晶)

第四节 紫外辐照强度测定

一、用途

紫外辐照计 UV-B 用于杀菌、光刻、水处理、医疗、育种等领域的紫外辐照度测量。紫外辐照计有两个测量探头,分别是 254 nm 探头和 297 nm 探头。254 nm 探头的仪器只能在环境光照度较小的条件下对杀菌灯(低压汞灯)测量有效。每台仪器的探头号和仪器号是一一对应的,不能将不同仪器的探头互换使用。

二、工作原理

紫外辐照计测量原理是光电转换。紫外辐照计由硒光电池和微安表组成。硒光电池是把光能直接转换成电能的光电元件。当光线射到硒光电池表面时,入射光透过金属薄膜到达半导体硒层和金属薄膜的分界面上,在界面上产生光电效应。产生电位差的大小与光电池受光表面上的照度有一定的比例关系。这时如果接上外电路,就会有电流通过,电流值从以勒克斯(lx)为刻度的微安表上指示出来。光电流的大小取决于入射光的强弱和回路中的电阻。

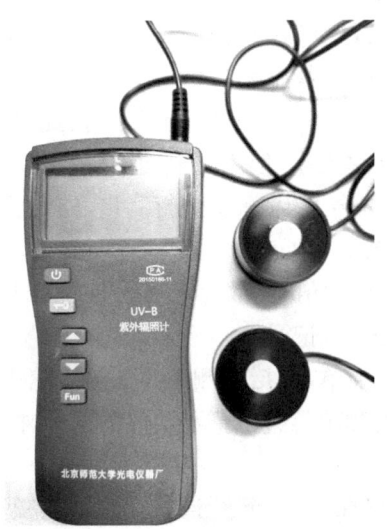

图 3-11 紫外辐照计 UV-B

三、部分技术指标

1. 波长范围及峰值波长

(1) UV254 探头(光谱响应曲线见图 3-12)

λ:230~275 nm;λ_p=254 nm

(2) UV297 探头(光谱响应曲线见图 3-12)

λ:275~330 nm;λ_p=297 nm

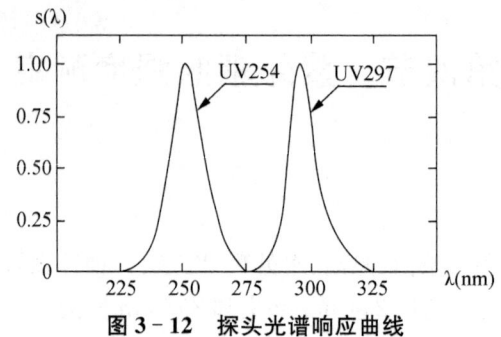

图 3-12　探头光谱响应曲线

2. 测量范围

$(0.1 \sim 199.9) \times 10^3 \mu W/cm^2$

四、操作步骤

1. 仪器准备:查看仪器的检定标志及电池电量。
2. 穿戴防护用品:口罩、帽子、手套、眼罩、防护头盔。
3. 开启被测紫外光源 5 min,若光源表面有灰尘则需先除尘。
4. 检查仪器零点:把紫外探头 UV254(或 UV297)插入读数单元的插孔内,盖好探头盖,打开电源开关(长按　　　),调零,使显示屏出现"000"或"0.00"。
5. 根据测量需要,按"▲"或"▼"键选择与 UV254 或 UV297 探头匹配的波长;依次按下"　　"锁定键、"FUN"功能键,屏幕显示"Manual"字符,为手动测量模式(仪器开机后,默认设置为自动量程测量,屏幕的左下方显示"Auto"字符,此时仪器会自动选择灵敏度合适的量程),依据被测光源光辐射功率大小,使用向上功能键"▲"及向下功能键"▼"选择合适的量程(表头上小数点所在的数位会发生变化)进行测量(先大后小)。
6. 将紫外探测器放置于被测紫外光源下方垂直 1 m 处。
7. 打开探头盖,判读显示屏数值,读数稳定后读 3 个紫外辐射能功率密度 E_A(UVA)或 E_B(UVB)或 E_C(UVC)($\mu w/cm^2$),记录。
8. 数据记录:填好检测记录单,包括检测单位、检测时间、检测日期、检测地点、气象条件(气温、气湿、气压、风速)、检测项目、仪器型号、仪器编号、检测人、陪同人、检测结果等(表3-1)。
9. 后处理:关闭电源,盖好探头盖,断开连线并收回,整理仪器;填写仪器使用记录(使用人、使用日期、测量项目);脱去防护。

(崔梦晶)

第三章 现场检测

第五节 高温测定

一、用途

高温作业是指在生产劳动过程中,工作地点平均 WBGT 指数≥25 ℃。暴露在热工作环境中的工作人员当其身体核心体温升高到危险或危害的程度时,很容易受到热应力的影响,这样可能会导致生理上出现各种症状,如热痉挛、恶心、心悸、中风甚至可能造成死亡。使用湿球黑球温度指数(WBGT)可以对身体上的总体热应力水平进行估计。这种估计组合了对三种参数的测量,分别是自然湿球温度(t_{nw})、黑球温度(t_g)和干球(空气)温度(t_a),并应用于以下公式分别对室内和室外环境进行计算:

$$WBGT(室内)=0.7t_{nw}+0.3t_g;$$
$$WBGT(室外)=0.7t_{nw}+0.2t_g+0.1t_a$$

二、测量要求

根据《高温作业环境气象条件测定方法》(GB/T 934—2008)规定如下:

1. 测量时间

(1) 在每年或工期内最热月测定,测定点在室外时,应在最热月晴天有太阳辐射时测量。

(2) 作业环境热源稳定时,每天测 3 次,工作开始后和结束前 0.5~1 h 测 1 次,工作中测 1 次,取平均值。如在规定时间内停产,测定时间可提前或推后。

(3) 作业环境热源不稳定,生产工艺周期性变动时,应在工作开始和结束前 0.5~1 h 测 1 次,生产过程中随生产工艺改变测 3~4 次,取平均值。

2. 测定数量

(1) 工作场所无生产性热源,选择 3 个测点,取平均值;存在生产性热源,选择 3~5 个测点,取平均值。

(2) 工作场所隔离为不同热环境区域时,每个区域内设置 2 个测点,取平均值。

3. 测点选择

(1) 选择作业者操作和经常停留地点,其中应包括温度最高和通风最差的地点。作业者流动工作时,在流动范围内,一般每 10 m 设置 1 个测量点,控制室和休息室至少各设置 1 个测量点。

(2) WBGT 指数、气温、气湿、风速和平均热辐射强度在作业者停留位置测定,立姿作业测量高度为 1.5 m,坐姿作业测量高度为 1.1 m。

(3) 定向热辐射强度在作业者操作位置相当于作业者头部、胸部和大腿部 3 个不同高度水平测定。

(4) 测定点在室外时,测定点在作业点的上风向,避开直射阳光。

三、工作原理

WBGT 测试仪可以从 3 个 PRTD 传感器同时测量湿球、干球和黑球温度。传感器的设计符合高精度标准 BS EN 60751 和 DIN 43760。

WBGT 测试仪(图 3-13)由传感器阵列和仪器面板组成。传感器阵列包括干球、湿球、黑球,分别测量三种环境温度。湿球温度传感器垂直安装,有管状棉芯,管状棉芯一端接到水箱内(只能用蒸馏水)。干球温度传感器与湿球温度传感器呈垂直方向,安装在抗辐射的屏蔽器里。黑球温度传感器为黑色球形,监测由热辐射产生的温度增加。

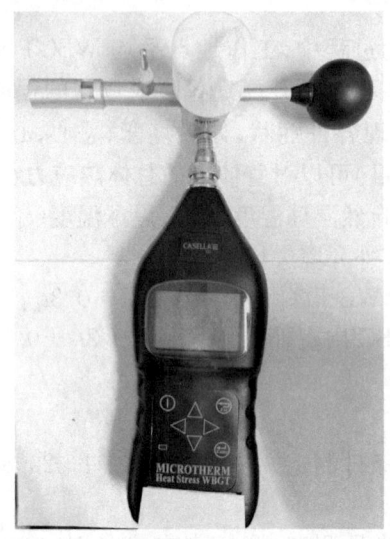

图 3-13 WBGT 测试仪

四、部分技术指标

1. 干球(空气)温度(t_a):10~60 ℃,精度±1 ℃。
2. 黑球温度(t_g):20~120 ℃,精度±0.5 ℃(20~50 ℃),±1 ℃(50~120 ℃)。
3. 自然湿球温度(t_{nw}):5~40 ℃,精度±0.5 ℃。

五、操作步骤

1. 仪器准备:查看仪器的检定标志及电池电量。
2. 穿戴个人防护服:安全帽、耳塞、工作服等。
3. 测量前,将传感器阵列安装在仪器面板上。
4. 向水池内添加蒸馏水,水位最高到水池内部的水位线标记处,盖好水池盖。
5. 用镊子使棉芯完全套入湿球传感器的第一节,同时将棉芯通过水池盖上的小孔塞入水池内,检查棉芯是否到达水池的底部。
6. 测量时,按下开关键开启,使用"▼""▲",在导航键中选"View Measurement",按下 enter 键,等待仪器显示测量结果(图 3-14)。
7. 数据记录:填好检测记录单,包括检测单位、检测时间、检测日期、检测地点、气象条件(气温、气湿、气压、风速)、检测项目、仪器型号、仪器编号、检测人、陪同人、检测结果等(表 3-1)。
8. 后处理:测毕,将水池内的水倒出,按下开关键关闭,将传感器阵列拆下放回仪器箱内,整理仪器;填写仪器使用记录(使用人、使用日期、测量项目);脱去防护。

第三章 现场检测

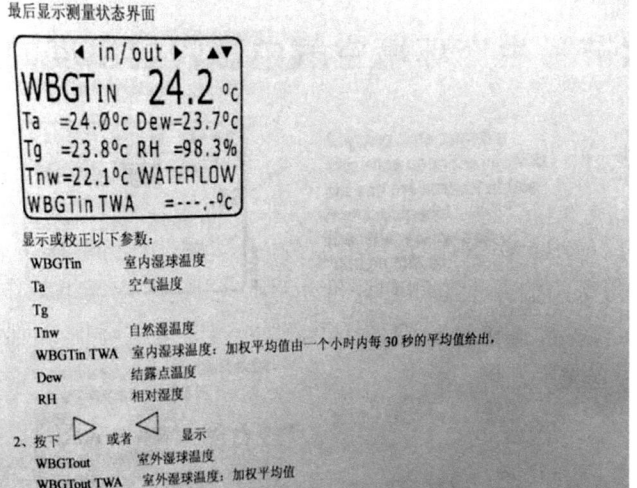

图 3-14 WBGT 结果显示

（崔梦晶）

第六节 生产环境空气中总粉尘浓度的测定

一、用途

粉尘采样器广泛应用于疾病预防、环境监测、劳动保护、安监、军事、科研教学、冶金、石油化工、铁路、建材等部门的卫生监测和评价,专用于测定生产班组工作场所内空气中粉尘的平均浓度。ZGF-30SH智能型粉尘采样仪(图3-15)可供环保、职业卫生、科研、安监等部门采集粉尘,并可采集平衡样。

二、测点要求

根据《工作场所空气中有害物质监测的采样规范》(GBZ 159—2004)规定如下:

1. 依据:测定目的和工作场所状况

(1) 如测定目的是摸清生产环境的污染程度,应在工人操作时经常活动的地点、呼吸带水平位置设点进行多次有代表性采样。

(2) 如测定目的是估计作业工人的接触水平,应对各工种一个作业班内活动范围在不同时间、地点进行区域定点采样。

(3) 如测定目的是了解有害物质在车间内的影响范围,则要在车间内不同时间、地点进行区域定点采样。

2. 原则:具有代表性,能反映职业人群实际接触情况

(1) 选择有代表性的工作地点,其中应包括空气中有害物质浓度最高、劳动者接触时间最长的工作地点。

(2) 在不影响劳动者工作的情况下,采样点尽可能靠近劳动者;空气收集器应尽量接近劳动者工作时的呼吸带。

(3) 在评价工作场所防护设备或措施的防护效果时,应根据设备的情况选定采样点,在工作地点劳动者工作时的呼吸带进行采样。

(4) 采样点应设在工作地点的下风向,应远离排气口和可能产生涡流的地点。

3. 采样点设置

(1) 工作场所按产品的生产工艺流程,凡逸散或存在有害物质的工作地点,至少应设置1个采样点。

(2) 一个有代表性的工作场所内有多台同类生产设备时,1~3台设置1个采样点;4~10台设置2个采样点;10台以上,至少设置3个采样点。

(3) 一个有代表性的工作场所内,有2台以上不同类型的生产设备,逸散同一种有害物质时,采样点应设置在逸散有害物质浓度大的设备附近的工作地点;逸散不同种有害物质时,将采样点设置在逸散待测有害物质设备的工作地点,采样点的数目参照上一项确定。

(4) 劳动者在多个工作地点工作时,在每个工作地点设置1个采样点。

(5) 如果劳动者工作是流动的,在流动的范围内,一般每10 m设置1个采样点。

(6) 仪表控制室和劳动者休息室,至少设置1个采样点。

第三章 现场检测

4. 采样时机和采样持续时间:根据生产的具体情况、不同季节而定

(1) 反映作业工人在整个一班工作时间中所接触有害物质浓度的变化情况,要求连续采样3个工作日。在评价职业接触限值为时间加权平均容许浓度(PC-TWA)时,要包括空气中有害物质浓度最高的工作日。在评价职业接触限值为短时间接触容许浓度(PC-STEL)或最高容许浓度(MAC)时,要包括在1个工作日内空气中有害物质浓度最高的时段。

(2) 持续时间取决于化学物质的排出情况:连续微量需要较长时间采样,在几个不同地点、不同时间采样;间断一瞬间需要短时间采样,测瞬间浓度。

(3) 持续时间又分为短时间采样(采样时间一般不超过15 min)和长时间采样(采样时间一般在1 h以上),具体时间要根据现场有害物质的浓度而定,避免超过采样仪器的最大负荷,影响分析结果,必要时可进行预采样。

(4) 采样必须在正常工作状态和环境下进行,避免人为因素的影响。

(5) 空气中有害物质浓度随季节发生变化的工作场所,应将空气中有害物质浓度最高的季节选择为重点采样季节。

(6) 在工作周内,应将空气中有害物质浓度最高的工作日选择为重点采样日。

(7) 在工作日内,应将空气中有害物质浓度最高的时段选择为重点采样时段。

三、工作原理

仪器启动前将采样头装上已称重的滤膜,按一下启停钮,采样器内部电源通过控制电路给电机供电,驱动抽气泵以恒定流量抽气,含尘空气被抽进后,粉尘被阻留在滤膜上。采样结束后取下滤膜称重。

四、部分技术指标

1. 流量范围:5~30 L/min。
2. 采样时间:0~99 h 59 min。
3. 采样次数:1~99次。
4. 恒流精度:<±5%。
5. 流量稳定性:≤±5%。

五、操作步骤

1. 仪器准备:检查仪器电源;检查设备标签(使用合格证)、仪器完好性;检查仪器气密性,堵住仪器进气口,观察流量是否为0;使用皂膜流量计对仪器进行校准。
2. 穿戴个人防护用品:安全帽、耳塞、工作服等。
3. 滤膜准备:选择测尘滤膜(图3-16);称量前,将滤膜置于干燥器内2 h以上;用镊子取下滤膜的衬纸,将滤膜通过除静电器,除去滤膜的静电,在分析天平上准确称量;在衬纸上和记录表上记录滤膜的质量和编号;将滤膜和衬纸放入相应容器中备用,或将滤膜直接安装在采样头上;将称量好重量的滤膜毛面朝进气方向,滤膜放置应平整,不能有裂隙或褶皱装进滤膜夹;将滤膜夹安装至采样器。
4. 采样:将采样器固定在支架上,调至1.5 m高度;打开电源开关,调整采样时间为

15 min;开启运行,流量调节至15～30 L/min。

5. 包装:采样结束后,使用镊子取出滤膜,将滤膜的接尘面朝里对折2次,置于清洁容器内;对样品编号。

6. 后处理:采样后的滤膜置于干燥器内2 h以上,除静电后,在分析天平上准确称量;关闭设备,取下仪器并整理;填写仪器使用记录(使用人、使用日期、测量项目);脱去防护。

7. 数据记录:填好采样记录单,包括采样单位、采样时间、采样日期、采样地点、气象条件(气温、气湿、气压、风速)、采样项目、仪器型号、仪器编号、滤膜重量、样品编号、采样流量、采样人、陪同人、引用标准等(表3-3)。

表3-3 采样记录单

采样单位		采样项目	
采样人		陪同人	
气象条件	(气温、气湿、气压、风速)		
采样日期		采样时间		采样地点	
仪器名称		仪器型号		仪器编号	
滤膜重量		样品编号		采样流量	
引用标准			

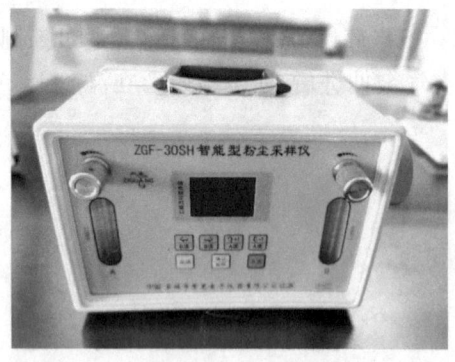

图3-15 ZGF-30SH智能型粉尘采样仪

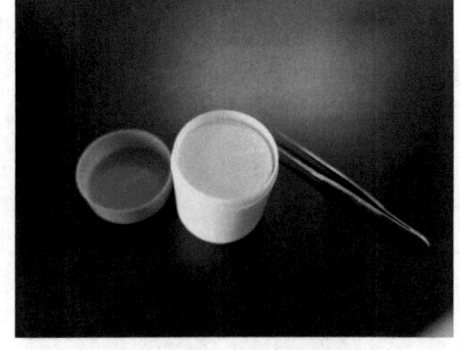

图3-16 采样滤膜

思考题

1. 一工厂压缩机存在噪声职业病危害因素,应工厂要求去对该压缩机的噪声进行检测(稳态噪声),并分析检测结果。

2. 对某80 m² 的室内进行光照度检测。

3. 使用热敏式风速仪测量教室内风速。

4. 应某采矿企业的要求,你作为职业卫生技术服务机构人员如何开展粉尘浓度的现场检测?

5. 简述生产环境气象条件测定的原则、方法和主要步骤。

(崔梦晶)

第四章 卫生处理

【目的】

1. 掌握常用消毒液的配制方法。
2. 掌握浸泡消毒法及消毒喷雾器的使用。

第一节 消毒剂的配制

消毒剂是用于杀灭传播媒介上的微生物使其达到消毒或灭菌要求的制剂，按有效成分可分为醇类消毒剂、含氯消毒剂、含碘消毒剂、过氧化物类消毒剂、胍类消毒剂、酚类消毒剂、季铵盐类消毒剂等。本节内容介绍戊二醛、含氯消毒剂、二氧化氯及过氧乙酸消毒剂的配制方法。

一、实验目的

掌握戊二醛、含氯消毒剂、二氧化氯及过氧乙酸的配制方法。

二、实验原理

消毒液应根据有效成分含量按容量稀释定律公式配制：

液体：$C_1 \times V_1 = C_2 \times V_2$

式中：C_1、V_1——消毒剂原液有效成分的浓度和体积；

　　　C_2、V_2——消毒剂应用液有效成分的浓度和体积。

固体：$M \times C_1 = C_2 \times V$

式中：C_1、M——消毒剂原料有效成分的浓度和质量；

　　　C_2、V——消毒剂应用液有效成分的浓度和体积。

三、实验仪器和材料

一次性医用口罩、一次性手套、一次性帽子、防护眼镜、灭菌带盖托盘、pH 试纸、玻璃棒、烧杯、量筒、天平、2%戊二醛消毒液、碳酸氢钠、0.5%亚硝酸钠、含5%有效氯"84"消毒液、泡腾片、60%有效氯二氯异氰尿酸钠、2%二元型二氧化氯消毒液、二氧化氯活化剂（柠檬酸）、二元型过氧乙酸（A、B液）、无菌蒸馏水。

四、实验步骤

1. 实验人员应先穿戴好工作服、口罩、手套,必要时可佩戴帽子和防护眼镜。

2. 配制2%戊二醛消毒液2 L:用量筒准确量取2%戊二醛消毒液2 L,加入灭菌带盖托盘中;加入pH调节剂(碳酸氢钠),用pH试纸测定,将pH调节至7.5~8.0,称取10 g防锈剂(0.5%亚硝酸钠)加入消毒液中,混匀;盖上托盘盖子待用。在常温条件下,加入pH调节剂和防锈剂后戊二醛消毒液最多可连续使用14天,若戊二醛浓度低于1.8%应停止使用。

3. 配制有效氯500 mg/L消毒液1 L:用量筒准确量取含5%有效氯"84"消毒液10 mL,倒入烧杯中,加入990 mL水,用玻璃棒搅匀后倒入消毒桶中加盖待用;或在烧杯中加入一定量的水,加入1片泡腾片,加水定容至1 000 mL,用玻璃棒搅拌,待泡腾片全部溶解后倒入消毒桶中加盖待用;或在烧杯中加入一定量的水,用天平称取0.83 g含60%有效氯二氯异氰尿酸钠加入水中,加水定容至1 000 mL,用玻璃棒搅拌,待粉末全部溶解后倒入消毒桶中加盖待用。所配制的消毒剂需现配现用。

4. 配制500 mg/L二元型二氧化氯消毒液5 L:量取125 mL 2%二元型二氧化氯消毒母液,倒入带盖塑料桶中,加入活化剂柠檬酸,搅拌活化,加水4 875 mL混匀。二氧化氯消毒液应现配现用。

5. 配制1 500 mg/L 10%二元型过氧乙酸10 L:用量筒分别量取过氧乙酸A液和B液各50 mL,倒入带盖棕色瓶中混匀,静置活化24 h,使用时加水稀释至10 L。稀释液当天配当天使用,不能过夜。

五、注意事项

1. 戊二醛消毒剂对皮肤和黏膜有刺激性,对人有毒性。戊二醛消毒剂使用液对眼睛有严重的伤害,应在通风良好处配制,注意个人防护,戴防护口罩、防护手套和防护眼镜。如不慎接触,应立即用清水连续冲洗,如伤及眼睛应及早就医。

2. 配制二氧化氯消毒液时,忌与碱或有机物相混合。如二氧化氯消毒液不慎接触眼睛,应立即用水冲洗,严重者应就医。

3. 配制过氧乙酸消毒液时,忌与碱或有机物相混合。如出现容器破裂或渗漏现象,应用大量水冲洗,或用沙子、惰性吸收剂吸收残液,并采用相应的安全防护措施。过氧乙酸易燃易爆,遇明火、高热会引起燃烧爆炸,与还原剂接触、遇金属粉末有燃烧爆炸的危险。

六、常见错误

1. 消毒液用量计算错误。
2. 配制消毒液时没做好个人防护。
3. 二元型二氧化氯没有活化而直接配制使用。

第二节 浸泡消毒法

浸泡消毒法指将待消毒物品全部浸没于规定药物、规定浓度的消毒剂溶液内,或将被病原污染的动物浸泡于规定药物、规定浓度的消毒剂溶液内,按规定时间进行浸泡,以杀灭其表面附着的病原体而进行消毒的处理方法,适用于医疗器械、餐具、玩具等的消毒与灭菌。

一、医疗器械的浸泡消毒

1. 实验目的

掌握医疗器械进行浸泡消毒、灭菌的操作(图4-1)。

2. 实验原理

不耐高温高压、循环使用的医疗器械可采用戊二醛消毒液进行浸泡消毒与灭菌。

3. 实验仪器和材料

一次性医用口罩、一次性手套、防护眼镜、灭菌带盖托盘、pH试纸、玻璃棒、量筒、天平、无菌纱布、2%戊二醛消毒液、碳酸氢钠、0.5%亚硝酸钠、无菌蒸馏水、医疗器械。

4. 实验步骤

(1) 实验人员应先穿戴好工作服、口罩、手套、防护眼镜。

(2) 配制2%戊二醛消毒液2 L:量取2%戊二醛消毒液2 000 mL,加入灭菌带盖托盘中,加入pH调节剂调节pH在7.5~8.0,称取10 g防锈剂亚硝酸钠加入消毒液中,混匀。

(3) 将医疗器械用清水洗净,擦干。

(4) 将医疗器械放入消毒液中并完全浸没,浸泡消毒时硬件器械完全打开,使之与消毒液充分接触,加盖。一般情况下,消毒时间为1 h,灭菌时间为10 h。

(5) 消毒灭菌结束,使用无菌镊子取出器械,用无菌蒸馏水冲洗残留消毒剂,用无菌纱布擦干。

(6) 放入消毒容器中备用。

(7) 脱掉工作服、口罩、手套,清洗双手。

(8) 填写消毒记录单(时间、地点、消毒人员)(表4-1)。

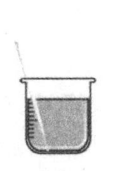
①配制戊二醛消毒液

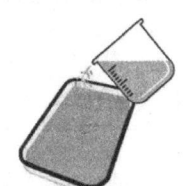
②消毒液倒入消毒容器

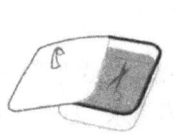
③剪刀浸没于消毒液中

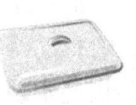
④加盖,消毒1h,灭菌10 h

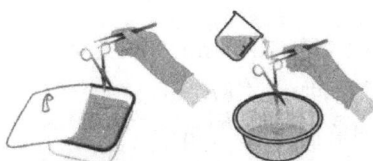

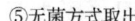
⑤无菌方式取出　⑥无菌蒸馏水冲洗干净

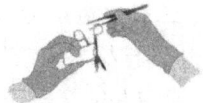
⑦无菌纱布擦干表面水渍

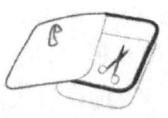
⑧放置于灭菌容器中加盖保存

图4-1 医疗器械的浸泡消毒过程

表4-1 医疗器械消毒记录单示例

日期	消毒物品名称	数量	消毒剂名称及用量	消毒灭菌时间	消毒场所	消毒者签名

5. 注意事项

(1) 戊二醛消毒剂对皮肤和黏膜有刺激性,对人有毒性。戊二醛消毒剂使用液对眼睛有严重的伤害,应在通风良好处使用,注意个人防护,戴防护口罩、防护手套和防护眼镜。如不慎接触,应立即用清水连续冲洗,如伤及眼睛应及早就医。

(2) 用于浸泡器械的容器,必须洁净、加盖,使用前需先经消毒处理。

(3) 医疗器械消毒灭菌处理后,冲洗擦干过程必须注意无菌操作。

(4) 应在通风良好处使用,必要时,使用场所应有排风设备。如使用处空气中戊二醛浓度过高,建议配备自给式呼吸器(正压式防护面具)。

(5) 对醛过敏的人员禁用。

6. 常见错误

(1) 医疗器械用清水洗净后直接放入消毒液中。

(2) 浸泡消毒时硬件器械没有打开。

(3) 医疗器械消毒后放入消毒容器,忘记加盖。

(4) 消毒灭菌结束后没有用无菌方式取出冲洗及擦干。

二、餐具、玩具的浸泡消毒

1. 实验目的

掌握餐具、玩具进行浸泡消毒、灭菌的操作(图4-2)。

2. 实验原理

家庭、学校、疫源地等场所中各种耐湿物品(餐具、茶具、玩具等),可使用二氧化氯消毒剂进行浸泡消毒和灭菌。

3. 实验仪器和材料

一次性医用口罩、一次性手套、带盖塑料桶、2%二元型二氧化氯消毒液、玻棒、量筒、柠檬酸、玩具、餐具、记录表、无菌蒸馏水、无菌纱布、天平。

4. 实验步骤

(1) 实验人员应先穿戴好工作服、口罩、手套。

(2) 配制500 mg/L二元型二氧化氯消毒液5 L:量取125 mL 2%二元型二氧化氯消毒液,倒入带盖塑料桶中,加入活化剂柠檬酸,搅拌活化,加水4 875 mL。

(3) 将餐具、玩具放入消毒液中并完全浸没,加盖消毒30 min。

(4) 消毒结束,取出餐具、玩具,用清水冲洗干净,沥干或用洁净的布擦干水渍,置于清洁干净处。

(5) 倒掉消毒液。
(6) 脱掉工作服、口罩、手套,清洗双手。
(7) 填写消毒记录单(时间、地点、消毒人员)(表4-2)。

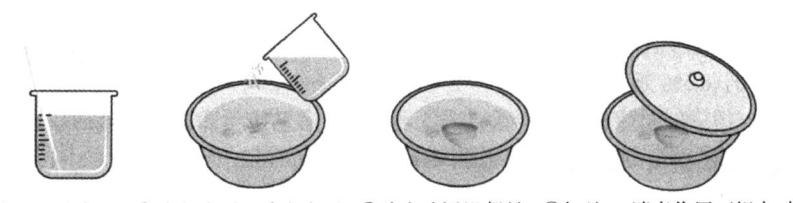

①配制消毒液　②消毒液倒入消毒容器　③消毒液浸没餐具　④加盖,消毒作用至规定时间

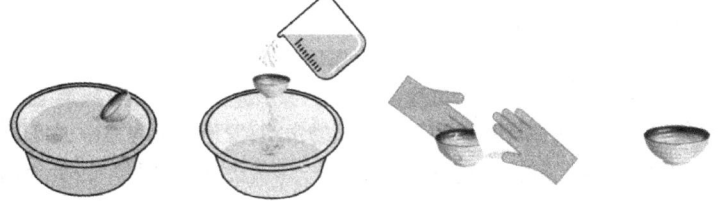

⑤取出消毒过的餐具　⑥清水冲洗干净　⑦擦干水渍　⑧置于清洁干燥处

图 4-2　餐具的浸泡消毒过程

表 4-2　餐具消毒记录单示例

日期	餐具名称	数量	消毒方法	消毒剂名称及用量	消毒时间	消毒温度	消毒地点	消毒者签名	备注

5. 注意事项

(1) 二氧化氯对金属有腐蚀性,金属制品经二氧化氯消毒后,应迅速用清水冲洗干净并沥干。

(2) 使用时应戴手套、口罩,避免高浓度消毒剂接触皮肤和吸入呼吸道,如消毒剂不慎接触眼睛,应立即用水冲洗,严重者应就医。

(3) 若要消毒的物品表面有大量有机物(如油渍),浸泡消毒前可使用清洁剂去污、清洗,干燥后再浸泡消毒,防止有机物影响消毒效果。

(4) 用于浸泡消毒的带盖塑料桶,使用前后均应清洗消毒。

6. 常见错误

(1) 消毒时没有穿戴个体防护用品。
(2) 餐具、玩具没有完全浸没在消毒液中,或者漂浮在消毒液面上。
(3) 消毒结束后取出餐具、玩具,直接沥干或用干布擦干水渍,置于干燥处。

第三节 消毒喷雾器的使用

喷雾器的种类有手提式、手持式、背负式、担架式、车载式和飞机装载式等。本节主要介绍常用喷雾器的使用。

一、超低容量喷雾器的使用

1. 实验目的

掌握超低容量喷雾器的使用及维护保养。

2. 实验原理

电动超低容量喷雾器是冷冻式(非热能雾化式)喷雾器。它配备一个高速两段送风马达,电动旋转带动风叶产生高速气流,将药液压送到管,与产生的高速气流会合,将药液雾化成极小的微粒。其优点是方便携带,设计优美,简单易用,并以高速喷洒,产生的雾滴微细,直径 10~50 μm,大小均匀一致,空间漂浮时间长,喷射距离远,覆盖面宽。适用于空间大面积杀灭卫生害虫及呼吸道传染病的消毒。

3. 实验仪器和材料

哈逊 1035BP 超低容量喷雾器、工作服、一次性帽子、一次性医用口罩、一次性鞋套、一次性手套、量筒、过氧乙酸 A 液、过氧乙酸 B 液。

4. 实验步骤

(1) 个体防护:实验人员应先穿戴好工作服、帽子、口罩、鞋套、手套。

(2) 安装:按照使用说明书将各部分装合。安装时注意各部位的正确位置。塑料喷雾器各连接部位不要旋得过紧,以免破裂。

(3) 配制 1 500 mg/L 10%二元型过氧乙酸 5L:分别量取过氧乙酸 A 液和 B 液各 25 mL,倒入烧杯中活化,活化 24 h 后,在活化好的消毒原液中加水至 5 L,搅拌均匀。

(4) 试喷:解开喷雾器底的按扣筛锁,从药液罐取出喷雾器,然后关上按扣筛,放置喷雾器于清洁的地方。在药液罐内加入适量清水。开启按扣筛锁,放入供应管,重新安置喷雾器于药液罐上,关上按扣筛锁。接上电源后开启电源开关,调节流量调节阀(图4-3)到所需流量进行试喷。试喷时应检查各连接处有无渗漏,喷雾功能和各个部位工作是否正常。试喷完毕后将流量调节阀调至关闭状态,断开电源。

(5) 装药:解开喷雾器底的按扣筛锁,从药液罐取出喷雾器,然后关上按扣筛,放置喷雾器于清洁的地方。将配制好的二元型过氧乙酸注入药液罐内。开启按扣筛锁,放入供应管,重新安置喷雾器于药液罐上,关上按扣筛锁。

(6) 喷洒:接上电源后开启电源开关,调节流量调节阀到所需流量。流量调节阀的圆柱状按钮用 0~9 这 10 个数字作量度,而调节阀的量线分别以红、蓝、橙、绿及灰五种颜色作识别。把圆柱状按钮按顺时针方向扭至停止时,调节阀处于关闭位置。要输出所需的喷洒流量时,逆时针方向转动圆柱状按钮,每转一圈调节阀上颜色区会显示一种颜色,每一圈会再分成 10 个刻度,箭嘴会显示具体数目值。

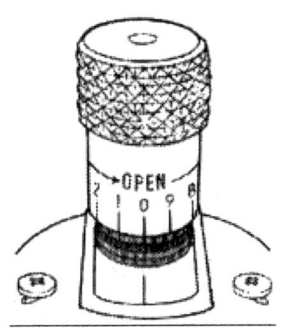

图 4-3 流量调节阀

喷雾时,保持喷头呈水平状态或稍向上。室外喷雾时应与风向一致或稍有夹角。不要任意摆动喷头,以免造成雾滴分布不均,影响消杀效果。

(7) 维护保养:喷洒完毕时,当电动马达仍在工作,调节流量调节阀至关闭状态,运行喷雾器一段时间,把剩余喷洒物吹向需要的地方,这可帮助留在喷洒管道内的喷洒物流回药液罐内。作业完毕应放掉余气,倒出药液,用清水清洗打药桶,打开喷雾清洗软管、喷杆和喷头。如较长时间不使用,则应将喷杆、软管卸下,各连接部位擦抹少量润滑油,包装存放。将剩余的药液倒出装回原桶,将清水加入药液箱,旋紧药箱盖,上下左右摇动后倒出,如此反复清洗几次,再用清水清洗供应喉管,用抹布擦干桶外表面,放置在阴凉干燥通风的地方。

(8) 脱掉工作服、帽子、口罩、鞋套、手套。

(9) 填写消毒记录单(时间、地点、消毒人员)。

5. 注意事项

(1) 如出现容器破裂或渗漏现象,应用大量水冲洗,或用沙子、惰性吸收剂吸收残液,并采取相应的安全防护措施。

(2) 若喷洒的雾化形状变得不规则,隔离喷雾器电源后,拆除药液入口处的过滤器,并清洁滤网。

(3) 不可使用易燃性杀虫药剂,否则会引起燃烧及爆炸。喷雾器不可盛载或使用氢氧化物(碱性)、腐蚀性(酸性)、汽油或含盐分的液体。喷雾器不可盛载热液体。

6. 常见错误

(1) 没有试喷直接装药喷洒。

(2) 喷洒完没有用清水清洗打药桶,没有打开喷雾清洗软管、喷杆和喷头。

二、背负式手动压缩式喷雾器的使用

1. 实验目的

掌握背负式手动压缩式喷雾器的安装、使用及维护保养。

2. 实验原理

背负式手动压缩式喷雾器通过摇杆部件的摇动,使气室内压力逐渐升高,药液箱底部的药液经过出水管再经喷杆,最后由喷头喷出雾来,它具有重量轻、容量较大、操作简单、使用方便的特点。喷头可调成线状或雾状,可根据喷洒部位的需要,增加喷杆长度。

3. 实验仪器和材料

美国哈逊 712201 型背负式喷雾器或美国哈逊 714411 型储压式喷雾器、工作服、一次性帽子、一次性医用口罩、一次性鞋套、一次性手套、量筒、过氧乙酸 A 液、过氧乙酸 B 液。

4. 实验步骤

(1) 个体防护：实验人员应先穿戴好工作服、帽子、口罩、鞋套、手套。

(2) 安装：按照使用说明书将各部分装合，安装时注意各部位的正确位置。塑料喷雾器各连接部位不要旋得过紧，以免破裂。

(3) 试喷：打开加药口，在液桶内加少量清水，按压操作杆打气到一定压力试喷。检查各连接处有无漏气、漏水，调节喷头呈均匀雾状。

(4) 配制 1 500 mg/L 10% 二元型过氧乙酸并装药液 10 L：分别量取过氧乙酸 A 液和 B 液 50 mL，倒入烧杯中活化，活化 24 h 后，打开喷雾器加药口，将活化好的消毒原液通过滤网倒入喷雾器中加水至 10 L 刻度线。

(5) 打气：旋紧加药口，摇匀药液，按压操作杆给喷雾器打气。有的喷雾器压力达到一定程度自动排气，没有排气设备的则气压不宜太足。

(6) 喷洒：背起喷雾器对污染的区域进行喷洒消毒。雾滴大小与压力强度有关，可根据杀灭对象和环境调整喷头进行喷洒。在喷洒过程中，持续按压操作杆，使桶内保持合适的压力强度。喷雾时应先从外到内，在脚下喷洒出一条消毒通道，再按从内到外、从左到右、从上到下的顺序进行喷雾消毒(图 4-4)。雾滴应均匀覆盖物体表面，达到湿润不流淌。

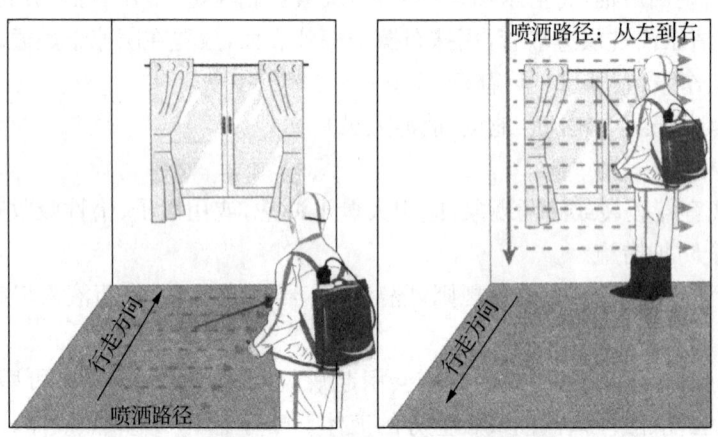

图 4-4　喷雾消毒法喷雾顺序

(7) 维护保养：作业完，使用手动背负式喷雾器时应握紧控制阀把手，直到喷射停止，放掉余气(储压式喷雾器放压时应打开放气阀门)，拧开桶盖，倒出药液，用清水清洗打药桶，打开喷雾清洗软管、喷杆和喷头，用抹布擦干桶外表面，放置在阴凉干燥通风的地方。如较长时间不使用，则应将喷杆、软管卸下，各连接部位擦抹少量润滑油，包装存放。

(8) 脱掉工作服、帽子、口罩、鞋套、手套。

(9) 填写消毒记录单(时间、地点、消毒人员)。

5. 注意事项

(1) 如出现容器破裂或渗漏现象，应用大量水冲洗，或用沙子、惰性吸收剂吸收残液，并采取相应的安全防护措施。

(2) 注入可溶性消毒剂时，必须通过过滤网，以免淤塞喷杆、喷嘴、控制阀、软管等部件。

6. 常见错误

(1) 没有试喷直接装药喷洒。

(2) 喷洒时液滴呈线状,没有按喷雾顺序进行喷雾消毒。

(3) 喷洒完没有用清水清洗打药桶,没有打开喷雾清洗软管、喷杆和喷头,没有用抹布擦干桶外表面。

(4) 作业完毕后,没放气直接打开桶盖,导致药液喷出。

(5) 使用固体消毒剂时,直接将消毒剂加入喷雾桶中混匀。

三、背负式机动喷雾喷粉机的使用

1. 实验目的

掌握背负式机动喷雾喷粉机的安装、使用及维护保养。

2. 实验原理

机动式喷雾喷粉机是由汽油发动机带动离心式风机形成离心力,产生高压气流,把药液(粉)喷向目标。

3. 实验仪器和材料

日本丸山 MD8100 型背负式机动喷雾器、防护服、一次性帽子、一次性医用口罩、工作靴、防护眼镜、耳塞、防护手套、量筒、过氧乙酸 A 液、过氧乙酸 B 液。

4. 实验步骤

(1) 个体防护:实验人员应先穿戴好防护服、帽子、防护口罩、防护眼镜、耳塞、防护手套、工作靴。

(2) 安装:按照使用说明书将喷管、放电线、控制阀连杆等各部分装合,安装时注意各部位的正确位置以及是否牢固。

(3) 添加燃料:将汽油与二冲程专用油按 50∶1 的比例混合。在油箱内加入该混合油,加油时不能超过标准线。

(4) 配制 1 500 mg/L 10% 二元型过氧乙酸并装药液 10 L:分别量取过氧乙酸 A 液和 B 液各 50 mL,倒入烧杯中活化,活化 24 h 后,在活化好的消毒原液中加水至 10 L,搅拌均匀。把控制闸闸杆拨至最下端,关闭控制阀,打开药箱盖,倒入配制好的过氧乙酸,拧紧药箱盖,确定保证密封好。

(5) 启动:将拨动式开关操作至[|]位置。将节流阀控制杆调至 3~4 挡。操作引液泵,并确认燃料是否从回管中回流。寒冷季节、第一次发动汽油机变冷时,操作阻力阀杆到全关位置;如再次发动的情况下,将阻力阀杆调到全开位置。右手握紧发动绳,左手按住药箱,猛力缓慢拉动发动绳,直至拉紧,拉到启动器口为止,切勿将发动绳全部拉出,易引发故障。接着拉紧发动绳,往回抽送至启动器口处。汽油机启动后,将节流阀控制杆调至怠速位置,进行低速暖机运转(图 4-5)。

(6) 试喷:确认发动机及风门正常运转工作后,应在药箱加入清水,使汽油机风门位置放在怠速运转状态,拉出控制闸闸杆闭锁装置,调节至所需要的挡位进行试喷。试喷时应检查各连接处有无渗漏,喷雾功能和各个部位工作是否正常。

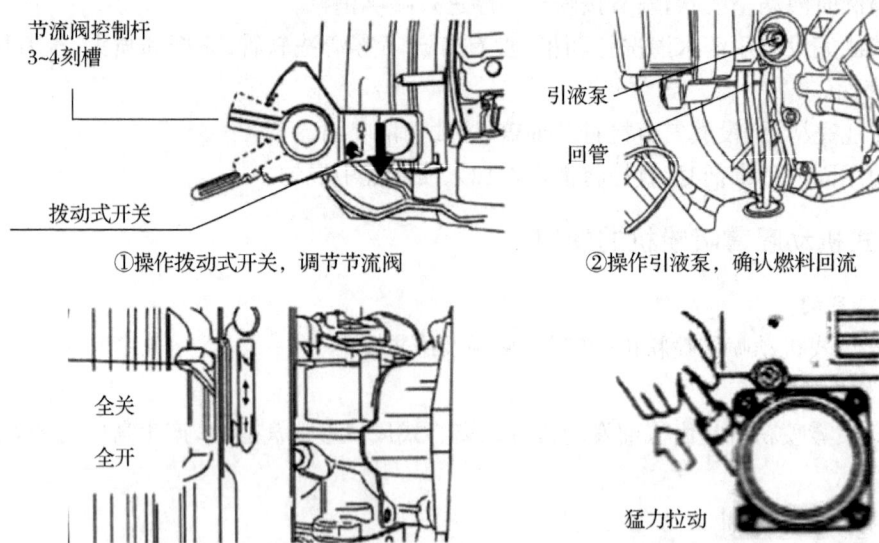

图4-5 背负式机动喷雾喷粉机启动顺序

(7) 喷洒:将配好的过氧乙酸消毒液加入药箱内,药液量不要太满,盖紧盖子;使汽油机风门位置放在怠速运转状态,拉出控制闸闸杆闭锁装置,调节至所需要的挡位;背负喷雾喷粉机,操作节流阀阀杆,轻轻靠近内侧拉起控制闸闸杆闭锁装置,打开喷雾开关开始喷洒。观察药剂的喷出量,慢慢推送控制闸闸杆闭锁装置(图4-6)。

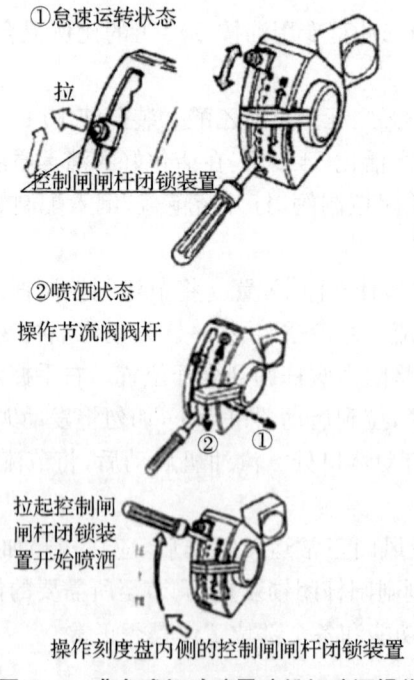

图4-6 背负式机动喷雾喷粉机喷洒操作

(8) 维护保养:作业完毕应将控制闸闸杆调至最下挡,停止喷洒,在控制闸闸杆关闭的情况下调节阀调至低速运转,排出残液,然后关闭汽油机,拆下药箱,清理残余消毒剂,安装

第四章 卫生处理

药箱,用清水清洗药箱并打开喷雾开关,用清水清洗喷雾头,最后将各部分擦拭干净。待燃料冷却后,倒出燃料,防止混合燃料溶解燃料箱的树脂材料,影响汽油机的正常运转。用抹布擦拭机身,待机器干燥后,用布遮盖,放置在阴凉干燥通风的地方(图4-7)。

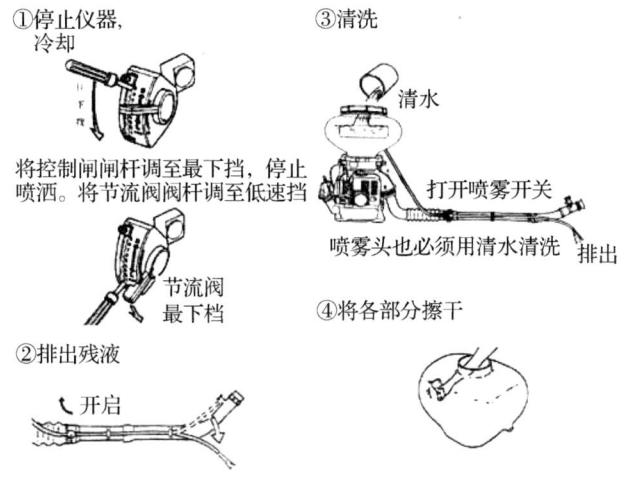

图4-7 关机及维护操作

(9) 脱掉工作服、帽子、口罩、鞋套、手套。
(10) 填写消毒记录单(时间、地点、消毒人员)。

5. 注意事项

(1) 如出现容器破裂或渗漏现象,应用大量水冲洗,或用沙子、惰性吸收剂吸收残液,并采取相应的安全防护措施。
(2) 务必使用二冲程专用油和车用无铅汽油配制混合油。混合油易引起火灾,加油时请关闭汽油机并远离火源。加入混合油时勿超出标准线,防止遗漏。如有遗漏,应立即擦拭干净,待干燥后再启动。加完油后,请将燃料箱盖旋紧。
(3) 勿使电器装置和汽油机接触水。
(4) 每季应清洁空气滤清器、燃料过滤器。

6. 常见错误

(1) 在油箱加油时超过标准线。
(2) 没有试喷直接装药喷洒。
(3) 喷洒完没有用清水清洗药箱及打开喷雾开关用清水清洗喷雾头,没有将各部分擦拭干净。

思考题

1. 如何配制有效氯1 000 mg/mL消毒液1 000 mL?
2. 哪些医疗器械可用浸泡消毒法消毒与灭菌?
3. 某门诊手术室对手术后医疗器械进行浸泡灭菌处理,应选用哪种消毒剂?请简述灭菌的过程。
4. 除了浸泡法以外,请列出至少3种对餐具消毒的物理方法。
5. 某小学有小朋友确诊为疱疹性咽峡炎,小学保健医生应如何对班级餐具进行浸泡消毒?

6. 如果喷洒杀虫药剂,应如何操作?

7. 某地一入境人员在集中隔离期间核酸检测阳性,且出现发热。该人员已转移至医疗机构接受治疗,现需对其隔离期间所住房间进行终末消毒,请问选用什么消毒剂合适?应如何对该房间物体表面进行喷洒消毒?

8. 哪些场合可以使用背负式机动喷雾喷粉机?

(曾嘉莹)

第五章 成人心肺复苏、血压测量和体温测量

【目的】

1. 识别心脏骤停情况，掌握完成高质量心肺复苏术所需的技能，如胸外心脏按压、人工呼吸和体外除颤等。
2. 掌握水银柱血压计及上臂式电子血压计的使用方法。
3. 掌握水银温度计的使用方法。

第一节 成人心肺复苏

心肺复苏术简称CPR，是针对骤停的心脏和呼吸采取的救命技术，是为了恢复患者自主呼吸和自主循环。

一、实验目的

识别心脏骤停情况，掌握完成高质量心肺复苏术所需的技能。

二、实验原理

人工呼吸是一种人工正压通气技术，当患者自主呼吸停止时，在捏住患者鼻子的情况下从口部吹气，使含氧气体被迫进入肺内进行气体交换，然后通过胸廓弹性回缩呼出完成气体交换后的气体。

而胸外心脏按压的原理现在主要认为是因为胸腔为一封闭的腔，在胸腔上施压可以驱使血液流出胸腔，从而形成人工循环。这就是胸外心脏按压原理的"胸泵"学说。早期的学者认为胸外心脏按压的原理是在按压时依靠胸骨传导力量直接挤压心脏而形成人工循环，这也被称为胸外心脏按压原理的"心泵"学说。而目前较新的研究显示，CPR刚开始时"心泵"原理起主要作用，随时间推移，"心泵"作用减弱，"胸泵"所起作用变大。

三、实验仪器和材料

心肺复苏模拟人、一次性纱布或一次性CPR屏障消毒面膜、自动体外除颤仪。

四、实验步骤

1. 评估现场环境,做好个人防护

判断现场是否安全,若患者处在危险的地带(如马路、爆炸、地震、火灾现场等),施救者应做好个人防护后将患者转移至安全地方,仰卧放置在坚固平坦的平面上。如果患者俯卧,小心地将他翻过来。如果怀疑患者有头部或颈部损伤,将患者翻转为仰卧位时应尽量使其头部、颈部和躯干保持在一条直线上,之后再进行救援。

2. 判断患者意识

首先,轻拍他的双肩,并且在耳朵两侧大声对他喊:先生/小姐,你怎么了?如果知道他的名字,最好大声喊他的名字,如果他没有回答,四肢没有活动,也没有皱眉、睁眼等反应,那么我们可以初步判定为没有意识。

3. 检查呼吸

扫视患者胸部,观察患者是否有正常呼吸。如果患者没有意识且没有正常呼吸或仅有叹气样呼吸,我们要立即呼救,拨打120和进行心肺复苏。如果现场有其他人,可以请他帮忙拨打急救电话120、取除颤仪。如果现场只有一个人,应快速进行心肺复苏,也可以快速打开手机免提,一边拨打120,一边进行心肺复苏。

4. 检查脉搏

进行心肺复苏前检查患者是否有颈动脉搏动,用食指和中指置于患者喉结处,然后向任意一边平行滑动2~3 cm就是颈动脉所在的位置,如果颈动脉没有搏动或摸不清,需要立即给患者实行心肺复苏(图5-1)。

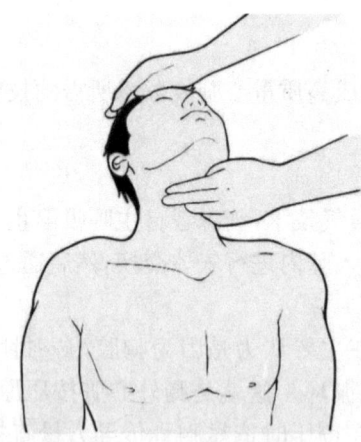

图5-1 脉搏检测示意图

5. 心肺复苏

做心肺复苏之前一定要确保患者躺在坚硬平整的地方,比如地面或板床。施救者双膝跪于患者的一侧,并且距离患者大概一拳的位置。解开患者的衣物和腰带,寻找按压部位。按压的部位在两乳头连线中点。我们只要把有力的一只手的掌根放在患者两乳头连线的中点,如果是老年女性则放在胸部的中央,另外一只手的掌根重叠在上,十指交叉相扣,掌心和指尖翘起,双臂伸直不能弯曲,上半身前倾,然后以上半身和肩部的力量垂直向下用力快速按压。按压频率为每分钟100~120次,按压深度成人约为5~6 cm。按压与放松的时间大致相等,放松时要使胸廓充分回弹恢复到正常位置,且定位的手掌根部不能离开但也不能倚靠在胸壁定位点上(图5-2)。按压完30次后,我们要给患者做人工呼吸。

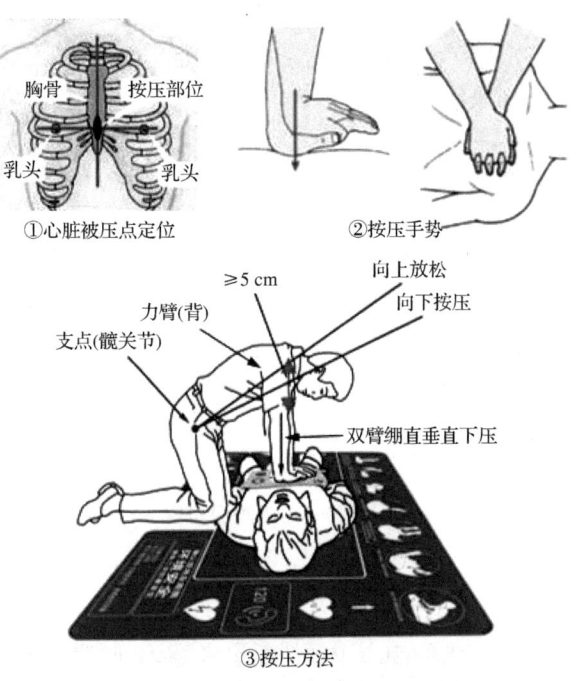

图5-2 心肺复苏要点

做人工呼吸之前,我们要快速检查并清除患者口腔异物。如果发现口腔内有异物,先将患者的头向施救者的一侧轻轻地旋转,用手指或毛巾快速清除患者口腔异物。然后施救者一只手四指并拢与大拇指分开,置于患者额头并下压患者额头,另一只手推动患者的下颌部,使患者的下颌角、耳垂的连线和地面尽可能垂直,这样可以充分地打开患者的气道。接着再用刚刚按压额头的手捏住患者的鼻子,施救者口唇包住患者的口,口对口吹气2次。每次吹气1 s以上,每次吹气量大约500~600 mL。胸外按压30次加2次人工通气为一个循环,2 min左右完成5个循环。5个循环后查看患者有无意识、呼吸等生命体征,如果仍然没有生命体征,继续按30∶2的比例做胸外按压和人工通气,直至患者恢复自主心跳和呼吸或专业人员到达现场接替(图5-3)。

如果不会或不愿意做口对口人工通气,也可以单纯做胸外按压。

6. 除颤

在患者恢复自主心跳和呼吸之前,任何时间如果有人取来了自动体外除颤仪,立即做好除颤准备,打开除颤仪,贴上电极片,中断胸外按压和人工通气,评估并进行体外除颤1次。除颤完毕继续进行30∶2的胸外按压和人工通气,5个循环后再评估有无生命体征、是否需要第2次除颤。

7. 安置患者

患者恢复自主呼吸和心跳后,应将患者头和身体侧向一边,以防患者发生呕吐物窒息,直到救护车到来,交给医护人员接替。

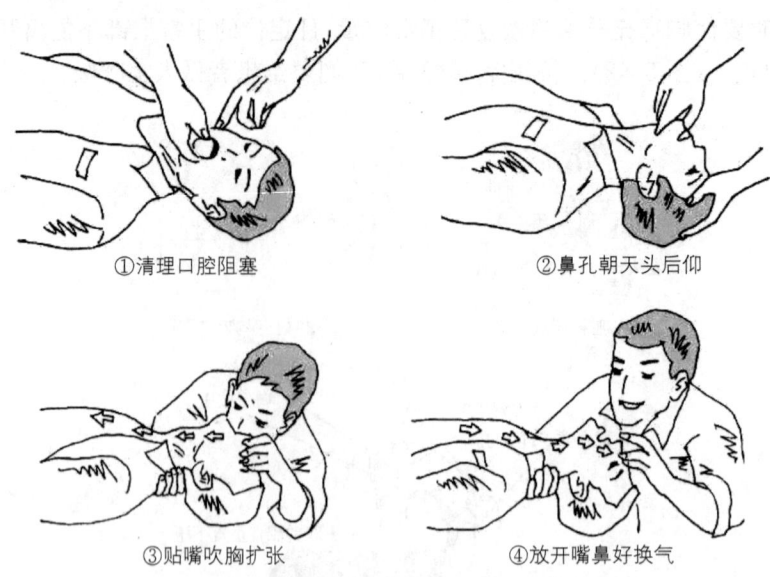

图 5-3 人工呼吸步骤

五、注意事项

1. 需要在尽量短的时间(大约 10 s 内)判断患者意识、呼吸和脉搏,判断是否需要心肺复苏。

2. 胸外按压时,频率约为 2 次/min,可口头计数(01,02,03,04,05,…)。

3. 有两名急救人员的情况下,两名施救者可交换进行胸外按压和人工通气,交换时不要交叉换位置,避免发生碰撞,以患者头部为中心顺时针换位即可。

4. 有多名急救人员的情况下,可团队合作,一名施救者进行胸外按压,第二名施救者打开气道并人工通气,第三名施救者使用除颤器。可设一名组长为成员分配角色和制定治疗决策。

六、常见错误

1. 直接在危险的地带施救,患者躺在凹凸不平的地方。

2. 按压部位不正确,按压频率太快或太慢,按压力度不够或过大,按压式肘部弯曲,手掌根部离开定位点。

3. 做人工呼吸之前没有检查并清除患者口腔异物,没有充分地打开患者的气道就吹气。

4. 吹气时间过短,吹气量不够。

5. 患者恢复自主呼吸和心跳后,将患者头朝上放置。

第二节 面罩的使用

使用心肺复苏术在人工呼吸时可使用面罩,包括便携面罩和球囊面罩等。

一、实验目的

掌握便携面罩和球囊面罩的使用方法。

二、实验原理

便携面罩体积小,便于携带,是全世界广泛使用的 CPR 呼吸面罩(图 5-4)。便携面罩通常含有一个低阻力单向阀门和防水过滤器,可阻挡液体和分泌物,使急救人员与伤者隔离。单向阀门允许施救者呼的气体进入患者的口鼻,但阻止患者呼出的气体进入施救者的口腔。有些便携面罩有一个氧气入口,可便于给予氧气补充。

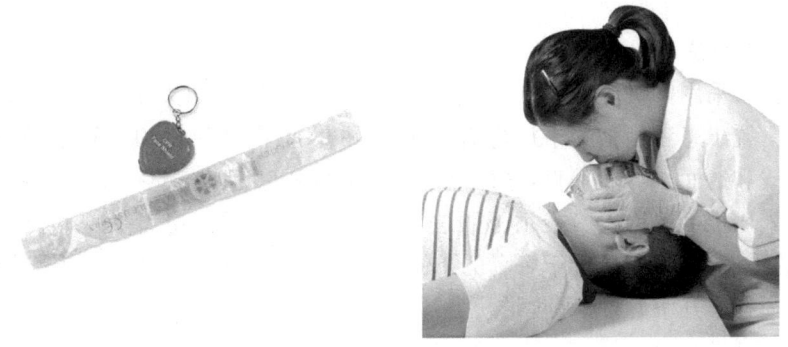

图 5-4 CPR 呼吸面罩

球囊面罩装置可用来给无呼吸或呼吸不正常的患者提供正压通气,解决了施救人员口对口人工呼吸的不便,可减轻工作人员的疲劳,避免较长时间采用口对口呼吸造成的低氧血症。它由一个单向开放的活瓣和一个自动充气皮球囊组成,通过球囊的挤压和活瓣开关作用提供正压通气(图 5-5)。球囊面罩装置有无氧源均可使用。有氧气源情况下,有储氧袋时,氧浓度可高达 99%。

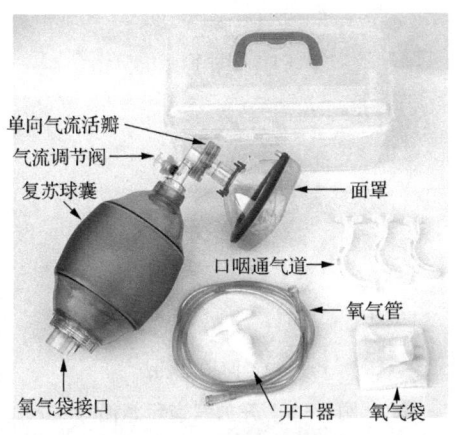

图 5-5 球囊面罩装置

三、实验仪器和材料

心肺复苏模拟人、便携面罩、球囊面罩。

四、实验步骤

1. 清理口腔异物

为达到有效人工呼吸,吹气前,我们要快速检查并清除患者口腔异物。如果发现口腔内有异物,先将患者的头向施救者的一侧轻轻地旋转,再用手指或毛巾快速清除患者口腔异物。

2. 便携面罩的使用

施救者在患者的一侧,以鼻梁作参照,将便携面罩呼吸膜中间的嘴放入患者嘴中,使面罩封住面部,使用靠近患者头顶的手,将食指和拇指放在面罩的边缘,将另一只手的其余手指放在下颌骨缘,并提起下颌,进行仰头提颏,以开放气道(图5-6)。提起下颌时,要用力完全按住面罩的外缘,使面罩边缘密封于面部。吹气1 s,以使患者的胸廓隆起。吹气2次后,在10 s内继续进行胸外按压。

3. 球囊面罩的使用

首先,施救者采用仰头提颏法(或推举下颌法)开放气道。仰头提颏法:一只手四指并拢与大拇指分开,置于患者额头并下压患者额头,另一只手推动患者的下颌部,使患者的下颌角、耳垂的连线和地面尽可能垂直,这样可以充分地打开患者的气道。如怀疑患者有头部或颈部损伤,应采用推举下颌法。推举下颌法:将两只手分别置于患者头部两侧,可将双肘置于患者仰卧的平面上,将手指置于患者的下颌角下方并用双手提起下颌,使下颌前移。如果双唇紧闭,用拇指推开下唇,使嘴唇张开。

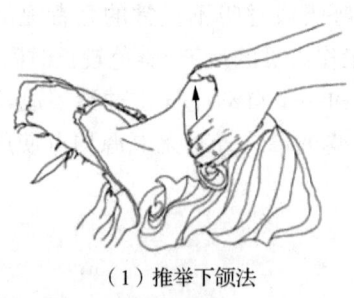

(1)推举下颌法

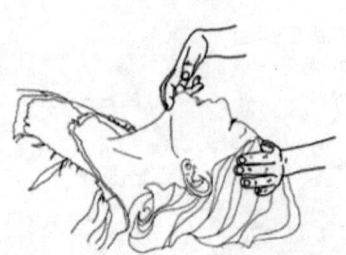

(2)仰头提颏法

图5-6 开放气道示意图

接着,施救者站到患者头部的正上方位置。以鼻梁作参照,把面罩放在患者的脸上,使用"E-C技术"将面罩固定就位。使患者头部后仰,将面罩放在患者脸上,面罩狭窄处位于患者的鼻梁处,将一只手的食指和拇指放在面罩上,形成"C"形,并将面罩边缘压向患者面部,中指、无名指、小指置于下颌部(3个手指形成"E"形),两组手指相向用力,使面罩紧贴患者面部,另一只手手掌或手指挤压球囊给予急救呼吸两次,每次1s,同时观察胸廓是否隆起。如果两位施救者操作,一人双手利用E-C技术持面罩和保持气道开放,一人用双手挤压球囊。如果还有第三人,可通气时压住环状软骨,压闭食道,防止气体充入胃内(图5-7)。

单人施救者使用球囊-面罩装置　　　　　双人施救者试用球囊-面罩装置

施救者用食指和第一根手指压住面罩的顶缘而其他的手指举起下颚。在挤压气囊的同时观察胸部隆起。面罩压紧是成功使用球囊面罩装置的秘诀。

患者头侧的施救者用双手的大拇指和食指在面罩周边提供完全的密封,用剩下的手指举起下颚和伸展颈部,同时观察胸部起伏。第二位施救者慢慢挤压气囊(>2 s)直到胸部隆起。

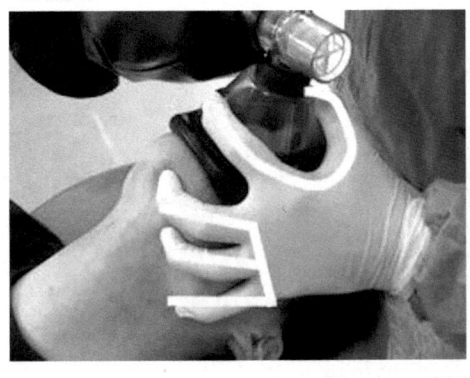
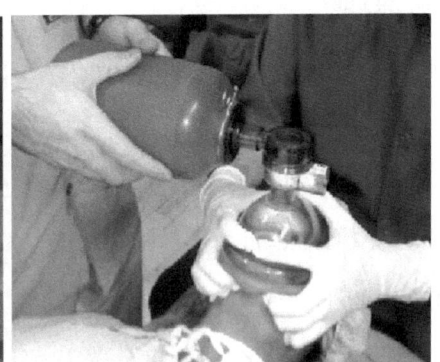

图5-7　球囊面罩的使用

五、注意事项

1. 使用前必须检查各部件,保证功能完好。

2. 通气时观察患者胸廓起伏的变化、左右是否对称,观察患者嘴唇与面部颜色的变化、有无发绀的情况。

3. 使用球囊面罩时,应选择合适大小的面罩,以便得到最佳使用效果。接氧气进行氧疗时,安全阀应处于开启状态,注意氧气管是否接好,如未接氧气时应将氧气储气阀及氧气袋取下。

4. 发现病人有自主呼吸时,应按病人的呼吸动作加以辅助。

5. 使用球囊面罩后,用0.1%含氯消毒剂浸泡20~30 min,清水冲净、晾干、装配好备用,如遇特殊感染患者可使用环氧乙烷熏蒸消毒。储氧袋只能擦拭消毒,严禁浸泡。

六、常见错误

1. 做人工呼吸之前没有检查并清除患者口腔异物,没有充分地打开患者的气道就吹气。

2. 使用面罩时没有充分地打开患者的气道。

3. 球囊面罩过大或过小。

第三节 自动除颤仪的使用

自动除颤仪是一种便携式的医疗设备,它可以诊断特定的心律失常,并且给予电击除颤,是可被非专业人员使用的用于抢救心源性猝死患者的医疗设备,快速除颤结合高质量心肺复苏能够极大地提高生存机会。

一、实验目的

掌握自动除颤仪的使用方法。

二、实验原理

自动除颤仪能够诊断特定的心律失常(心室纤颤或无脉性室性心动过速),并给予电击除颤,使心脏的正常节律得以恢复。

三、实验仪器和材料

心肺复苏模拟人、自动体外除颤仪。

四、实验步骤

1. 操作前准备

将自动体外除颤仪置于患者头部上方,靠近将进行操作的施救者。该位置应便于随时操作自动除颤仪和放置自动除颤仪电极片。该位置还不影响其他施救者进行高质量心肺复苏操作。打开自动除颤仪包装。开启自动除颤仪,有些设备会自动开启,而另一些型号需要先按下电源,依据视觉和声音的提示操作。将电极片插头插入自动除颤仪主机插孔(有些自动除颤仪插头已预先连接到装置上)。

2. 贴上电极片

将患者去枕仰卧放置硬床板或地面,暴露患者胸部,擦干胸壁,在患者胸部适当的位置上紧密地贴上电极。对于成人而言,通常两块电极片分别贴在右锁骨正上方和左乳头外侧。

3. 分析心率

按下"分析"键(有些型号在插入电极片后会发出语音提示,并自动开始分析心率)。在此过程中请不要接触患者,包括负责急救呼吸的施救者,因为即使是轻微的触动都有可能影响自动除颤仪的分析。

4. 除颤

分析完毕后,自动除颤仪会发出是否进行除颤的建议。当有除颤指征时,不要与患者接触,同时大声告诉附近的其他任何人远离患者,环顾四周确认没有人接触患者之后,由操作者按下"放电"键除颤。

5. 除颤结束

除颤结束后,自动除颤仪会再次分析心律,如未恢复有效心律,更换操作者进行5个周期心肺复苏,然后再次分析心律,除颤,心肺复苏,反复至高级生命支持实施人员接管或患者开始自主呼吸、移动或者有反应(见图5-8)。

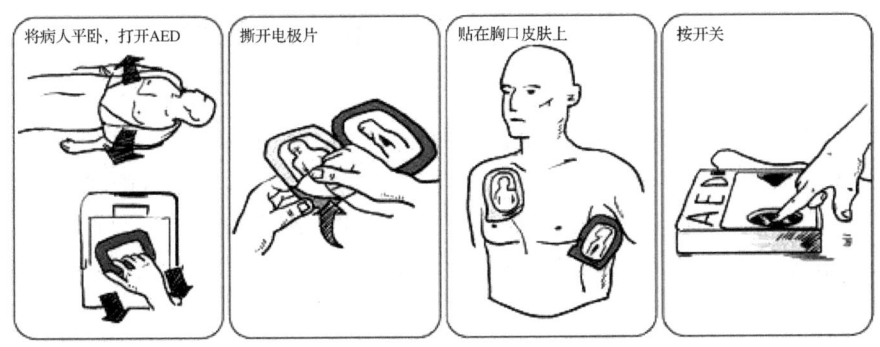

图5-8 自动体外除颤仪使用示意图

五、注意事项

1. 在分析心率和除颤时,任何人不得触碰患者。
2. 贴电机片时,必要时需擦干患者体液。
3. 当患者胸部毛发较多时,应先将电极片所贴部位的毛发去除干净,再行除颤。
4. 不能在水中或金属等导电物体表面使用AED。
5. 避免将电极片贴在患者植入式除颤器、起搏器和药物贴片上。

六、常见错误

1. 患者头部垫高。
2. 电极片粘贴位置有误。
3. 分析心率和除颤过程中进行心肺复苏,接触患者。

第四节 水银柱血压计的使用

全世界超过 1/3 的成年人患有高血压,平均每年高血压可导致 900 多万人死亡。据调查显示,中国高血压患者目前已突破 3.3 亿人,其中 18 岁及以上成人高血压的患病率为 33.5%,每年约有 200 万人的死亡与高血压有关。因此,掌握血压计的正确使用十分关键,本节主要介绍符合计量标准的水银柱血压计的使用。

一、实验目的

掌握水银柱血压计的使用方法。

二、实验原理

1905 年,俄国学者柯洛特柯夫发现,用臂带绑扎上臂并加压,将肱动脉血管压瘪,然后再减压,随着外压力的降低,血流产生与心动节拍相同的节律音,这就是柯氏音。用听诊器探听到的弹响音第一声时对应的外压力作为收缩压,与心脏收缩压在肱动脉内形成的最高血液内压力相当;消失音时记为舒张压,与心脏肱动脉内形成的最低血液内压力相当。这种血压测量的方法自发明起一直是世界医学界唯一公认的血压测量和计量方法。

三、实验仪器和材料

水银柱血压计、听诊器、标准化病人。

四、实验步骤

1. 测量前准备

首先测量血压时要求室温在 15~25 ℃左右,保持血液正常循环,冷热刺激均影响测量准确性。测量前 30 min 内禁止饮浓茶、吸烟、喝咖啡,禁止剧烈运动。静坐 3~5 min 以上测量以消除兴奋、紧张等情绪。

2. 检查血压计

首先理顺橡胶的皮管,防止出现打结、纠缠等情况,保持气路通畅。打开血压计向左倾斜 45°检查是否漏液,不漏液则回正血压计。打开水银柱开关向左倾斜 45°检查是否有水银流出,有水银流出则回正血压计。观察水银液面是否达到 0 位线,如果达不到务必送修。如水银量不够,会导致测量结果失准、水银分层甚至水银喷溅出来。旋紧充气阀门,充气几次,观察水银柱是否稳定停留,若能稳定停留表示气囊不漏气,放气后给病人测量。

3. 测量

测量时保持安静,将手臂自然伸展平放于桌面,注意绑带跟心脏保持同一水平。将袖带紧贴在被测者的上臂(松紧度一般是两手指平行可以塞进去),袖带的下缘应在肘弯上 2.5 cm 处(距离肘窝上三横指处)。将听诊器探头置于肱动脉搏动处(胳膊内侧窝处可以摸到搏动处)。测量时快速充气,使气囊内压力达到桡动脉搏动消失后再升高 20~30 mmHg(比如压力到 140 mmHg,还能听到动脉搏动声,那么就再加压 20~30 mmHg),然后以恒定的速率(2~6 mmHg/s)缓慢放气。对于心率缓慢者,放气速率应更慢些。获得舒张压读数后,快速放气至零。在放气过程中仔细听取柯氏音,观察柯氏音第一音和消失音(就是说平均放气,听到的第一声即收缩压,也就是高压,最后一声是舒张压,也就是低压)。

4. 记录数据

首诊时应测量两上臂血压,以血压读数较高的一侧作为测量的上臂。测量血压时,应相隔 1~2 min 重复测量,取 2 次读数的平均值记录。如果收缩压(SBP)或舒张压(DBP)的 2 次读数相差 10 mmHg 以上,应再次测量,取 3 次读数的平均值记录。

5. 测量结束

测量结束后,应排尽袖带内余气,拧紧气门上螺旋帽,整理后放入盒内。为防止水银溢出,血压计盒盖右倾 45°,使水银全部流回槽内,关闭水银槽开关,盖上盒盖,平稳放置。

水银柱血压计使用图示见图 5-9。

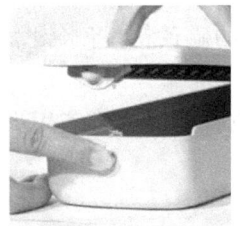
按住按钮,打开水银血压计。

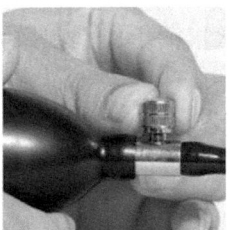
松开球囊上的放气阀。

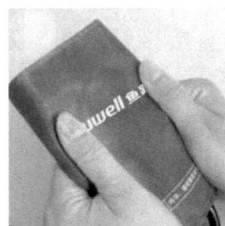
挤出袖带中的气体。

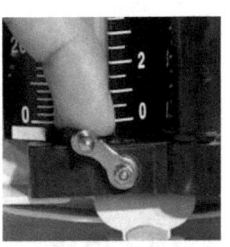
打开水银血压计的水银阀门。

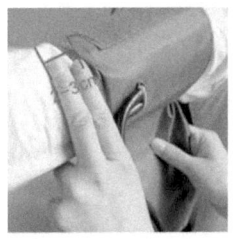
袖带大小应合适,袖带气囊至少应包裹 80% 上臂。将袖带贴缚在被测者上臂,袖带下缘应距肘弯 2~3 cm,袖带与心脏在同一水平。

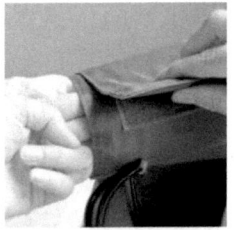
绑袖带时,松紧度以可以容纳两指为宜。

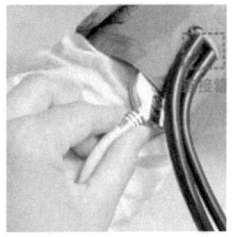
正确绑好袖带后,连接管应在手臂侧上方,将听诊器的胸件置于肘窝肱动脉处。不论被测者体位如何,血压计应放在心脏水平。

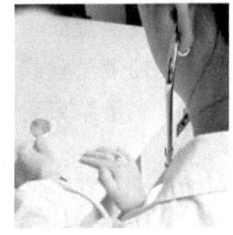
将听诊器戴到耳朵上。

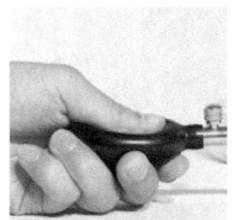
拧紧放气阀,反复捏橡胶球囊给袖带充气增加压力,气囊内压力应达到桡动脉搏动消失并再升高 30 mmHg,然后以恒定速率(2~6 mmHg/s)缓慢放气,心率较慢时放气速率也较慢。获取舒张压读数后快速放气至零。

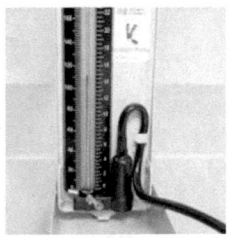
徐徐放气减压时,当第一次听到血管音时的水银柱高度即代表收缩压。

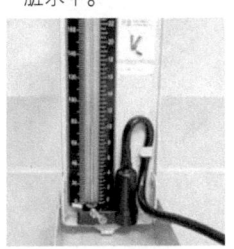
继续放气,在血管音突然由强变弱时(或音突然消失时)的水银柱高度即代表舒张压。

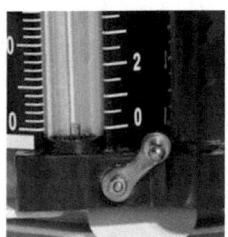
当把测量的血压记录下来之后,血压测量即告完成。收起全部血压测量设备,特别需要注意的是要记得关闭水银阀门。

图 5-9 水银柱血压计使用示意图

五、注意事项

1. 测量血压的最佳时间为早晨起床后 1 h 之内,或者晚上就寝之前。如果早晨测量,请在起床后 1 h 之内、排尿后、早餐前进行(如果正服用降压药,那么在服药之前)。如果晚上测量建议在晚餐前进行,若错过则在睡前 1 h 内测量,如晚上服药,建议服药前测量。如果是其他时间,在身体和心情都处于稳定状态时测量为好。

2. 水银血压计应该保持 1 年 1 次的校准频率。校准的方法为打开水银血压计开关,如果水银在 0 点,或打开开关逐渐倾斜水银不间断达到 180 mmHg 以上,就表明该水银血压计是标准的。水银有剧毒,不能自行拆卸维修。如果水银血压计出现 0 位失准、水银柱冒气泡或断续等故障时不宜自行拆卸,应立即停止使用,送专业的维修部门修理。

3. 水银有剧毒,切勿直接接触水银。万一水银漏出应立刻撒大量的硫黄粉,将水银氧化为硫化汞,并开窗通风。

4. 袖带太大或太小都不行,大多数人可使用标准规格袖带,肥胖或臂围大者可使用大规格袖带,儿童可使用小规格袖带。

六、常见错误

1. 运动后立刻测血压,或测血压时聊天。
2. 没检查血压计直接测血压。
3. 袖带过紧或过松,位置没跟心脏保持同一水平。
4. 测量结束后,没将血压计盒盖右倾 45°使水银全部流回槽内。

第五节 电子血压计的使用

如今,越来越多的家庭会自备血压计,特别是家里有高血压患者或者老人的家庭。我们一般推荐使用通过国际标准方案认证(ESH、BHS、AAMI)的上臂式电子血压计。

一、实验目的

掌握上臂式电子血压计的使用方法。

二、实验原理

1896年,德国病理学家冯·雷克林霍森(Von Recklinghausen)发现,在使用臂带充放气测量血压的过程中,随着外压力的下降,臂带气囊内会出现一个振荡波,其幅度与人体血压相关。他认为,测得这种振荡波的幅度,就可以通过某种换算关系求得收缩压和舒张压。这就是当时未被认可的振荡法。

20世纪50年代,苏联有人再次提出利用振荡波测量运动员的血压,并称之为示波法。60年代以后,电子技术迅速发展,而处理振荡波正是其所长。于是日本、美国等国的科技人员纷纷研究并利用示波法研制示波法电子血压计。研制者一般认为,当振荡波振幅达到最大时所对应的平衡外压力即可视为被测者血压平均值,然后建立一种换算方法,就可以推算出其收缩压和舒张压。目前除了少数电子血压计采用柯氏音法外,多数电子血压计采用振荡(示波)法。

三、实验仪器和材料

上臂式电子血压计、标准化病人。

四、实验步骤

1. *测量前准备*

首先测量血压时要求室温在15~25 ℃左右,保持血液正常循环,冷热刺激均影响测量准确性。测量前30 min内禁止饮浓茶、吸烟、喝咖啡,禁止剧烈运动。静坐10 min以上测量以消除兴奋、紧张等情绪。

2. *测量*

坐姿要正、直,身体放松,除去外套衣服,内衣衣袖不宜过紧,将手臂伸入袖带,肘部平放于桌面,手掌朝上,手掌的朝向应与袖带空气管一致,三角标记应在手臂中央、中指的延长线上,袖带下缘位于肘弯上约2 cm处。袖带松紧要适宜,以袖带可以容纳一指为度。过紧和过松均会影响测量结果。袖带中心高度应与心脏基本保持同一水平。按下"开始/暂停"按钮,自动完成血压测量。在电子血压计充气和自动放气的过程中均不得说话、憋气、咳嗽等,否则会影响血压的数值。

3. *记录数据*

首诊时应测量两上臂血压,以血压读数较高的一侧作为测量的上臂。测量血压时,应相隔 1~2 min 重复测量,取 2 次读数的平均值记录。如果收缩压(SBP)或舒张压(DBP)的 2 次读数相差 5 mmHg 以上,应再次测量,取 3 次读数的平均值记录。

上臂式电子血压计使用示意图见图 5-10。

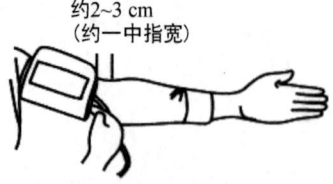

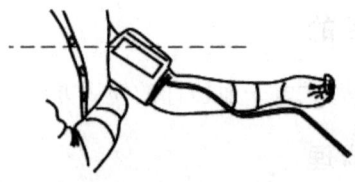

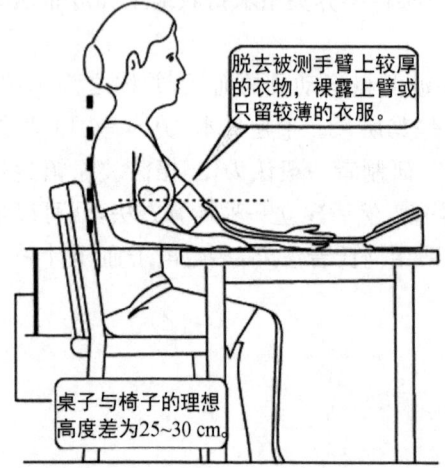

图 5-10　上臂式电子血压计使用示意图

五、注意事项

1. 在未使用降压药物的情况下,非同日 3 次诊室血压测量收缩压≥140 mmHg 和(或)舒张压≥90 mmHg,可诊断为高血压。家庭连续规范测量血压 5~7 天,平均收缩压≥135 mmHg 或平均舒张压≥85 mmHg 可考虑诊断为高血压,建议就诊。

2. 电子血压计还需定期到专业机构或厂家校准,一般 1 年 1 次。

六、常见错误

1. 运动后立刻测血压,或测血压时聊天。
2. 测量时瘫坐在椅子上。
3. 袖带过紧或过松,位置没跟心脏保持同一水平。

第六节 水银体温计的使用

体温测量是诊断疾病时常用的检查方法,传统主要有口腔测温、腋下测温和肛门测温 3 种。近年来,随着科技的发展和快速筛查的需要,新增了额温和耳温测量法,但因准确性或不易正确掌控测量方法、成本高等原因,目前在家庭和临床上不如腋温测量法普及。

一、实验目的

掌握水银体温计的使用方法。

二、实验原理

体温计的工作物质是水银。它的玻璃泡容积比上面细管的容积大得多。泡里的水银由于受到体温的影响,产生微小的变化,水银体积的膨胀使管内水银柱的长度发生明显的变化。人体温度的变化范围在 35~42 ℃,所以体温计的刻度是 35~42 ℃,而且每摄氏度的范围又分为 10 份,因此体温计可精确到 1/10 ℃。读数时,要把它从腋下或口腔中拿出来,这时它下面玻璃泡的温度会降低。为了使它的读数仍能代表体温,必须作特别的设计,这就是玻璃泡和直玻璃管之间很细的细管——缩口,如图 5-11 所示。体温计的下部靠近液泡处的管颈是一个很狭窄的曲颈,测体温时,玻璃泡内的水银随着温度的升高,发生膨胀,通过细管挤到直管,由颈部上升到管内某位置,当与体温达到热平衡时,水银柱恒定。外界气温较低,水银遇冷体积收缩,就在狭窄的曲颈部分断开,使细管内的水银不能退回玻璃泡内,仍保持水银柱与人体接触时所达到的高度,所以它离体时表示的仍然是人体的温度。使用后的体温计应"回表",即拿着体温计的上部用力往下猛甩,可使已升入管内的水银重新回到玻璃泡里。

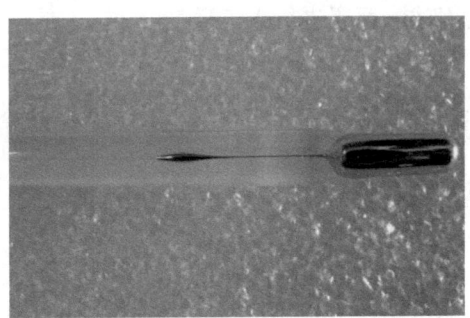

图 5-11 水银体温计

三、实验仪器和材料

水银体温计、干毛巾或纸巾、标准化病人。

四、实验步骤

1. 测量前准备

测量体温前应先检查体温表是否有破损,查看并将水银柱甩到 35 ℃ 以下。取放体温表与甩表时要保持空间,不触及其他物品,以防损坏水银端。

2. 测量

测量腋温时,解开衣服,先用干毛巾或纸巾擦去腋下的汗水,保证腋窝比较干燥,将体温表的水银端放于腋窝顶部,水银端不能伸出腋窝外,体温表与皮肤之间也不能隔着衣物,然后夹紧腋窝,10 min 后取出。

3. 读数

查看度数时,应使体温表与视线平行,轻轻来回转动体温表,读取温度计的数值。

4. 使用后整理

使用完毕后应将水银柱甩到 35 ℃以下,并及时消毒、保管好,以便下次使用。

五、注意事项

1. 刚洗完澡要等 20 min 左右才能测温,以免影响测温结果。
2. 腋温的正常数值在 36~37 ℃。
3. 水银有剧毒,若不慎打碎水银温度计,应开窗通风,立刻撒上硫黄粉,将水银转化为毒性较小且不挥发的硫化汞。切勿直接接触水银。

六、常见错误

1. 测量腋温时,腋窝有汗,较湿润。
2. 查看度数时,俯视或仰视体温表。
3. 使用完毕后没将水银柱甩到 35 ℃以下,直接保管。

思考题

1. 某化工厂发生氨气溢出中毒事故,1 名工人晕倒在现场,应如何进行急救?
2. 什么情况下不能使用球囊面罩进行人工通气?
3. 哪些场所有自动除颤仪?
4. 什么方法能确保水银柱血压计测量血压时读数精准?
5. 在电子血压计充气和自动放气的过程中有哪些需要注意的?
6. 水银血压计使用过程中有哪些需要注意的地方?

(曾嘉莹)

第六章 常见伤害的应急处理

【目的】

1. 掌握烫伤的正确处理方法。
2. 掌握"狂犬病暴露"后的正确处理方法。
3. 掌握触电人员的急救方法。
4. 掌握头部止血包扎的正确手法。

第一节 烫伤的急救处理

烫伤在生活中很常见,临床上分为三度四型。如果处理不当,严重的会发生溃烂,长时间都无法愈合,或者留下严重的疤痕,这都是我们不愿意看到的。

一、材料

干净纱布、自来水龙头。

二、具体步骤

在水龙头下用冷水持续冲洗伤部,或将伤处置于盛冷水的容器中浸泡,持续 15～30 min,以脱离冷源后疼痛显著减轻为准。

必要时,将覆盖在伤处的衣裤剪开。尽量保护水泡表皮的完整性,在伤处轻轻覆盖一层干净纱布或毛巾,就近去医院处理。

三、注意事项

1. 烫伤发生后,千万不要揉搓、挤压烫伤的部位,也不要急着用毛巾擦洗,这样会使腐皮脱落,增大烫伤创面的疼痛,也将增大疤痕增生的概率。
2. 创面不要用紫药水、红药水等有色药液,以免影响医生对烫伤深度的判断,也不要用牙膏、酱油等乱抹,以免造成感染。
3. 对于各种严重烫伤,特别是头面、颈部,因随时会引起休克,应尽快送医院救治。
4. 如出现发烧,局部疼痛加剧、流脓,说明创面已感染,应及时再次到医院处理。

第二节 "狂犬病暴露"后的正确处理

被狂犬、疑似狂犬或者不能确定健康的狂犬病宿主动物咬伤、抓伤、舔舐黏膜或者破损皮肤处,或者开放性伤口、黏膜接触可能感染狂犬病病毒的动物唾液或者组织的情况,都被称为"狂犬病暴露"。

尽管狂犬病目前仍是无法治愈的疾病,但要强调的是,狂犬病是一种完全可以预防的致死性疾病。在严格管理犬只的同时,被咬伤后的伤口处理和疫苗接种是世界公认的有效预防狂犬病的办法。

根据《狂犬病预防控制技术指南(2016版)》,按照暴露性质和严重程度可以将狂犬病暴露分为三级,见表6-1。

表6-1 狂犬病暴露等级及处理方式

暴露等级	处理方式
Ⅰ级暴露:(1)接触或喂养动物;(2)完好的皮肤被舔;(3)完好的皮肤接触狂犬病动物或人狂犬病病例的分泌物或排泄物	不需要打狂犬疫苗
Ⅱ级暴露:(1)裸露的皮肤被轻咬;(2)无出血的轻微抓伤或擦伤	应立即处理伤口,并按相关规定进行狂犬病疫苗接种
Ⅲ级暴露为符合以下情况之一者:(1)单处或多处贯穿皮肤的咬伤或抓伤;(2)破损皮肤被舔舐;(3)开放性伤口、黏膜被唾液污染(如被舔舐);(4)暴露于蝙蝠	应立即处理伤口,并按照相关规定尽早使用狂犬病被动免疫制剂狂犬病免疫球蛋白,然后再接种狂犬病疫苗

一、具体步骤

1. 清洗伤口,可用肥皂水或其他弱碱性清洗剂和一定压力的流动清水交替清洗咬伤和抓伤的每处伤口至少15 min。
2. 根据伤口情况24 h内去医院注射狂犬疫苗和狂犬病免疫球蛋白。
3. 被动物咬伤时,还要考虑感染破伤风的风险,根据需要注射破伤风抗毒素。
4. 严重、复杂的动物咬伤伤口的后续外科处置,应该由专科医生或在专科医生协助下完成。

二、注意事项

1. 被动物咬伤后,千万不要存侥幸心理,一定要及时到狂犬病暴露预防处置门诊就诊,让医生根据伤口的情况给出最合理的建议并遵照执行。
2. 如果被狗咬伤以后,患者伤势较重,有明显出血,不要急着包扎,也不要去挤,更不要用嘴去吸,一定要尽早就医,或在第一时间用大量的流动清水或弱碱性液体如肥皂水冲洗伤口,以减少伤口处的狂犬病毒数量。

第三节　触电人员的紧急处理

生活中电无处不在,因操作不当或意外而发生触电事故,第一时间的急救至关重要。

一、具体处理步骤

1. 立即切断电源,或用绝缘工具,如干燥的木棒、塑料或橡胶制品等,让触电者脱离电源。
2. 迅速观察伤者有无呼吸和心跳,如发现意识已丧失或已停止呼吸或呼吸不正常时,应立即进行心肺复苏。
3. 对遭受电击者,若有其他损伤(如跌伤、出血、烧伤等),应作相应的急救处理。
4. 将伤者立即送往医院救治。

二、注意事项

1. 正确使用电器,切勿超负荷用电,及时更换老化设备及线路。
2. 不私拉电线,不用潮湿的手触摸开关和插头。
3. 雷雨天气,远离树下、远离高处、远离户外。

第四节　头部止血包扎的正确处理

头皮是人体血供比较丰富的部位，一旦出现外伤，通常出血量较多，建议及时包扎、止血。

一、材料

无菌敷料、医用三角巾（图6-1）。

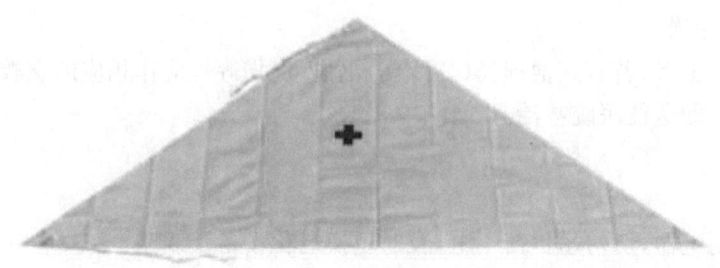

图6-1　医用三角巾

二、操作手法

1. 首先扶伤者坐稳，去除眼镜和头饰等物品，用无菌敷料按压在头部伤口上，如果伤者意识清醒，可辅助按压伤口。

2. 加压止血约数秒至数分钟后，将三角巾的底边向内折叠约两横指宽，边缘置于伤者前额齐眉处覆盖好，顶角放在伤者后部。

3. 将三角巾两底边沿两耳上方向后，在头部枕骨下交叉、拉紧，并压紧顶角，然后绕回前额，打个平结。

4. 把绳头塞入边缘，将伤者头后部的顶角拉紧，折叠塞进两底角的交叉处，不会松动即可。

三、注意事项

1. 救护者为伤员包扎伤口时，尽量不要说话或咳嗽，手要清洁，条件允许时要先戴上口罩和手套，再为伤者包扎。

2. 打结的地方尽量远离伤口部位。

（许余玲）

参考文献

[1] 国家卫生和计划生育委员会,国家食品药品监督管理总局.食品安全国家标准 食品微生物学检验 总则:GB 4789.1—2016[S].北京:中国标准出版社,2017.

[2] 国家市场监督管理总局,国家标准化管理委员会.疫源地消毒剂通用要求:GB 27953—2020[S].北京:中国标准出版社,2020.

[3] 中华人民共和国卫生部.医疗机构消毒技术规范:WS/T 367—2012[S].北京:中国标准出版社,2012.

[4] 国家质量监督检验检疫总局,中国国家标准化管理委员会.医院消毒卫生标准:GB 15982—2012[S].北京:中国标准出版社,2012.

[5] 中华人民共和国住房和城乡建设部.医院洁净手术部建筑技术规范:GB 50333—2013[S].北京:中国标准出版社,2014.

[6] 国家质量监督检验检疫总局,中国国家标准化管理委员会.医用防护口罩技术要求:GB 19083—2010[S].北京:中国标准出版社,2011.

[7] 上海市市场监督管理局.感染预防技术要求 第1部分:个人防护用品使用规范:DB31/T 689.1—2020[S].北京:中国标准出版社,2020.

[8] 中华人民共和国卫生部,中国国家标准化管理委员会.生活饮用水标准检验方法水样的采集和保存:GB 5750.2—2006[S].北京:中国标准出版社,2006.

[9] 国家质量监督检验检疫总局,中国国家标准化管理委员会.公共场所卫生检验方法 第6部分:卫生监测技术规范:GB/T 18204.6—2013[S].北京:中国标准出版社,2014.

[10] 中华人民共和国国家质量监督检验检疫总局,中国国家标准化管理委员会.公共场所卫生检验方法 第4部分:公共用品用具微生物:GB/T 18204.4—2013[S].北京:中国标准出版社,2014.

[11] 国家质量监督检验检疫总局,中国国家标准化管理委员会.医院消毒卫生标准:GB 15982—2012[S].北京:中国标准出版社,2012.

[12] 环境保护部,国家质量监督检验检疫总局.环境空气质量标准:GB 3095—2012[S].北京:中国标准出版社,2012.

[13] 中华人民共和国国家卫生和计划生育委员会. 病原微生物实验室生物安全通用准则：WS 233—2017[S]. 北京：中国标准出版社，2017.

[14] 医师资格考试指导用书专家编写组. 2021 公共卫生执业医师资格考试实践技能指导用书[M]. 北京：人民卫生出版社，2020.